簡単な減塩ダイエット計画とクックブック

風味豊かな減塩ダイエットのための 100 の簡単で楽しいレシピ

ステバン・ワット

全著作権所有。

免責事項

この eBook に含まれる情報は、この eBook の著者が調査した戦略の包括的なコレクションとして機能することを目的としています。要約、戦略、ヒント、およびトリックは、著者による推奨事項にすぎず、この eBook を読んでも、結果が著者の結果を正確に反映しているとは限りません。電子ブックの作成者は、電子ブックの読者に最新かつ正確な情報を提供するためにあらゆる合理的な努力を払っています。著者およびその関係者は、発見される可能性のある意図的でないエラーまたは省略について責任を負いません。電子書籍の資料には、第三者による情報が含まれる場合があります。サードパーティの資料は、その所有者によって表明された意見で構成されています。そのため、eBook の作成者は、第三者の資料や意見に対して責任を負わないものとします。

eBook の著作権は © 2022 にあり、無断複写・転載を禁じます。この電子ブックの全体または一部を再配布、コピー、または派生物を作成することは違法です。このレポートのいかなる部分も、著者から明示および署名された書面による許可なしに、いかなる形式でも複製または再送信することはできません。

目次

目次	3
前書き	7
朝食	9
1. ライズ アンド シャイン フルーツスムージー	10
2. ベリーベリーブレックファストパフェ	12
3. チェリーアーモンドグラノーラ	14
4. クリーミーストロベリーオートミール	17
5. レモンブルーベリーマフィン	19
6. シナモン入りアップルマフィン	22
7。メープルシナモンオートミールパンケーキ	25
8. スイスチャードとキヌアのフリッタータ	28
9. 山羊のチーズ入りスパイシー焼き卵	31
10. ガーリックマッシュルームとチーズのオムレツ	33
スナックと前菜	36
11. レモンペッパー ポップコーン パルメザンチーズ添え	37
12. カレーライムピーナッツ	39
13. ローズマリースイートポテトチップス	41
14. ハラペーニョ・シラントロ・フムス	43
15. フレッシュガーリックとハーブヨーグルトのディップ	45
16. スイートピーとリコッタチーズのトースト	47
17. トマトとベーコンのツイストパン	50
18. カニ肉のケサディーヤ	53
19. フローズンヨーグルトベリーボタン	56
20. チョコレートチェリーグラノーラバー	58
デザート	61
21. チェリークリスプ	62

22.	歯ごたえのあるリンゴの月	65
23.	糖尿病・減塩パウンドケーキ	67
24.	クリーミーバターミルクレモンシャーベット	69
25.	ブラウン シュガー ピーカン アイスクリーム	71
26.	ルビーレッドのポシェ梨	74
27.	ピーチブルーベリークリスプ	77
28.	レモンメレンゲのレイヤーケーキ	80
29.	チョコレートクリームパイ	83
30.	チョコレートがけココナッツバー	85
31.	チェリーアーモンドビスコッティ	88
32.	オートミールチョコチップクッキー	91
33.	低塩コーンブレッドパイ	94
34.	チョコレートスフレケーキ	97
35.	羊飼いの七面鳥のパイ	100
36.	シルキーココアクリーム	102
37.	さつまいもとりんご	105
38.	ベーキングミックス、減塩	108

メインディッシュ 110

39.	減塩チキンスープ	111
40。	鶏胸肉のロースト	114
41.	鶏肉のトマトソース煮込み	117
42.	鶏肉と野菜の中華炒め	120
43.	バターミルクチキンのオーブン焼き	123
44.	フェタチーズ入りギリシャトルコバーガー	126
45.	七面鳥のたたきカツレツ	128
46.	ローストポークテンダーロイン	131
47.	ペッパーコーンソースのポークチョップ	134
48.	中華風豚肉炒め	137
49.	ポークのたたきメダリオン	139
50。	新鮮なサルサを添えたグリル ステーキ タコス	142
51.	オヒョウのグリル マンゴーサルサ添え	144

52.	サーモンのたたきとシラントロ ペスト添え	146
53.	ピーカンナッツをまぶしたハニーディジョンサーモン	149
54.	トラウトのたたきとチェリー トマト添え	151
55.	フィッシュタコス チポトレクリーム添え	154
56.	海老のピリ辛串焼き	156
57.	炙り海老のスパゲティ	159
58.	ホタテのたたき	162
59.	赤唐辛子のアイオリソースを添えたクラブ ケーキ	165

調味料とソース ... 168

60。	ダブルトマトケチャップ	169
61.	甘くてスパイシーな赤唐辛子のレリッシュ	171
62.	バーベキューソース	173
63.	クリーミー レモン チャイブ サンドイッチ スプレッド	175
64.	バジル・シラントロ・ペスト	177
65.	フレッシュトマトバジルパスタソース	179
66.	ボロネーゼソース	182
67.	スパイシーピーナツソース	185
68.	フレッシュでジンジーなサルサベルデ	188
69.	ローストガーリックとローズマリーのスプレッド	190
70。	ロメスコソース	193

スープ、チリ、シチュー ... 195

71.	ミントのローストトマトスープ	196
72.	山羊のチーズ入りグリーンスープ	198
73.	カレーサツマイモのスープ	201
74。	スモーキーレッドレンズ豆のスープ	203
75。	クリーミーブロッコリーチーズスープ	206
76.	レモニーチキンヌードルスープ	209
77.	白豆と青菜のスープ	211
78.	スパイシー チキン チポトレ トルティーヤ スープ	213
79.	ベトナム風ビーフヌードルスープ	216

80。 チェリートマトとコーンチャウダー 219
81。 ベジタリアンキノアチリ 222
82。 ブイヤベース 225
83。 ホワイトチキンチリ 227
84。 チキンとシュリンプのガンボ 230
85。 アーティチョークのイタリアン チキン シチュー 233
86. 豚肉とリンゴのシチュー 236
87。 メキシカン ポーク シチュー トマティーヨ添え 239
88。 ビーフとスタウトのシチュー 242
89。 牛肉と野菜の中華鍋 245
90。 モロッコ風味の子羊のタジン 248

おかず 251

91。 レモニースナップエンドウとラディッシュ 252
92。 赤ピーマンのガーリック ケール 255
93。 ごま生姜ブロッコリー 258
94。 ゴルゴンゾーラ入りインゲン 261
95。 バターミルクマッシュポテト 263
96。 ローズマリースイートポテト 265
97。 ハーブ入り玄米ピラフ 267
98。 焼きポレンタ スイスチャード添え 269
99。 にんじんの全粒粉クスクス 272
100。 きのこのキノア 274

結論 277

前書き

塩は、体内で多くの重要な機能を果たす重要なミネラルです。卵や野菜などの食品に自然に含まれており、食卓塩(塩化ナトリウム)の主成分でもあります。

ナトリウムは健康に不可欠ですが、特定の状況下では、食事によるナトリウムの摂取が制限されることがあります。たとえば、心不全、高血圧、腎臓病などの特定の病状を持つ人には、一般的に低ナトリウム食が処方されます。

このミネラルは生命に不可欠であるため、腎臓は体液の濃度に基づいてそのレベルを厳密に調節します

ナトリウムはあなたが食べるほとんどの食品に含まれていますが、野菜、果物、家禽などの自然食品にははるかに少ない量が含まれています. 生鮮食品のような植物ベースの食品は、一般的に、肉や乳製品などの動物ベースの食品よりも塩分が少ない.

ナトリウムは、風味を高めるために加工中に塩が加えられるチップス、冷凍ディナー、ファーストフードなどの加工食品やパッケージ食品に最も集中しています.

低ナトリウム食の原則として、ナトリウム摂取量は一般的に1日2グラム未満に保たれます

ガイドラインとヒント:

A. 塩の代わりにレモン汁を使います。

B. 塩ではなく新鮮なハーブで調理してください。

C. 柑橘類の果汁とオリーブ オイルを、明るくピリッとしたサラダ ドレッシングとして使用します。

D. ハーブのミックスをまぶした無塩ナッツのスナック。

E. にんにくと生姜で味付けした自家製スープを作ります。

F. 食事やスナックにもっと新鮮な食材を使用してください。

朝食

1. ライズ アンド シャイン フルーツスムージー

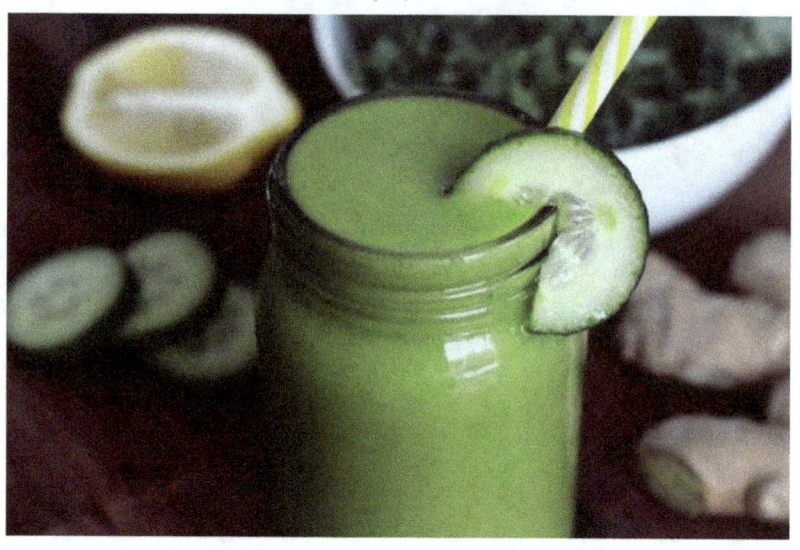

サーブ 1

材料

- 冷凍ミックスベリー 1 カップ
- バナナ 1/2 本
- ½カップのフレッシュオレンジジュース
- 絹ごし豆腐 ¼カップ

方向

a) ブレンダーですべての材料を混ぜ合わせ、滑らかになるまで処理します。

b) スムージーをグラスに注ぎ、すぐにサーブするか、断熱トラベルカップに移します。1時間以内に飲みましょう。

2. ベリーベリーブレックファストパフェ

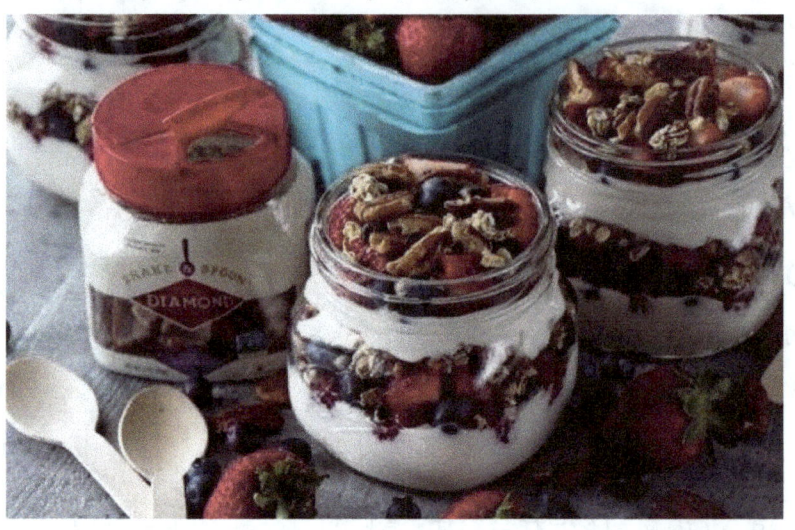

サーブ 4

材料

- 低脂肪プレーンヨーグルト 1½カップ
- 蜂蜜 大さじ 3
- ミューズリーの朝食用シリアルまたは低ナトリウム、低脂肪のグラノーラ 1½カップ
- ミックスフレッシュベリー 1½カップ

方向

a) 4つのパフェ グラス、8 オンスのメイソン ジャー、またはその他の 8 オンスのグラスを用意します。

b) 小さめのミキシングボウルにヨーグルトとはちみつを入れてよく混ぜます。

c) 各ガラスまたは瓶の底にヨーグルト混合物大さじ 2 杯をスプーンで入れます。シリアル大さじ 2 杯、次にフルーツ大さじ 2 杯をのせます。すべての材料が使用されるまで繰り返します。

d) すぐにサーブするか、パフェに蓋をして最大 2 時間冷蔵します。

3. チェリーアーモンドグラノーラ

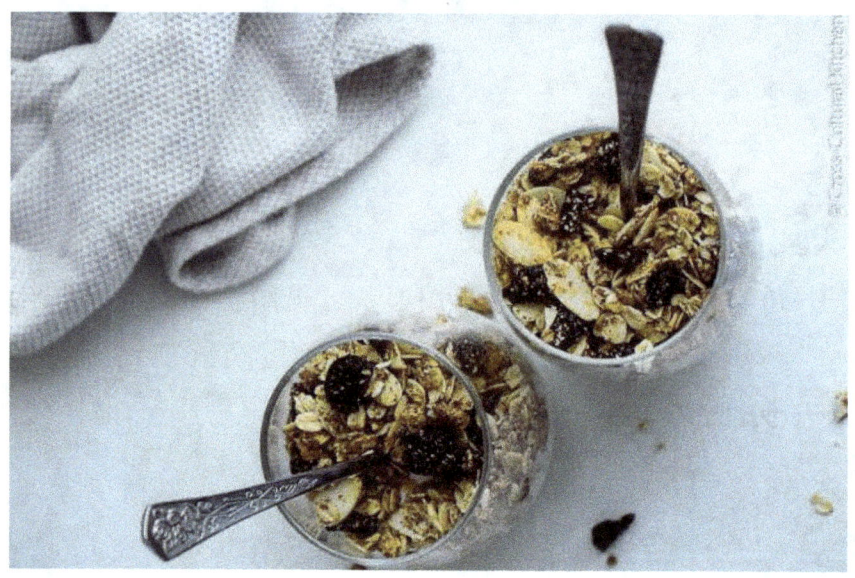

サーブ 8

材料

- クッキングスプレー
- ⅓カップの冷凍無糖りんごジュース
- ¼カップのメープルシロップ
- キャノーラ油 大さじ 3
- ブラウンシュガー 大さじ 2
- 小さじ 1 杯のバニラエッセンス
- 昔ながらのロールドオーツ 2½カップ
- トーストした小麦胚芽 1/2 カップ
- スライスアーモンド 1/2 カップ
- 刻んだ無糖ココナッツ 1/2 カップ
- 亜麻仁粉末 大さじ 2
- みじん切りにしたドライチェリー 1/2 カップ

方向

a) 中強火にかけた鍋にリンゴジュース、メープルシロップ、オイル、ブラウンシュガーを入れ、時々かき混ぜながら 3〜5 分、または砂糖が溶けるまで煮る。

b) 大きなボウルにオート麦、小麦胚芽、アーモンド、ココナッツ、亜麻仁を入れます。鍋から液体を注ぎ、かき混ぜてよくコーティングします。準備した天板に混合物を広げます。

c) グラノーラをオーブンで 15 分焼き、オーブンから天板を取り出しグラノーラをかき混ぜます。

d) 天板をオーブンに戻し、前から後ろに回転させます。グラノーラが茶色くなるまで、数回かき混ぜながら、さらに約 15 分間焼きます。

4. クリーミーストロベリーオートミール

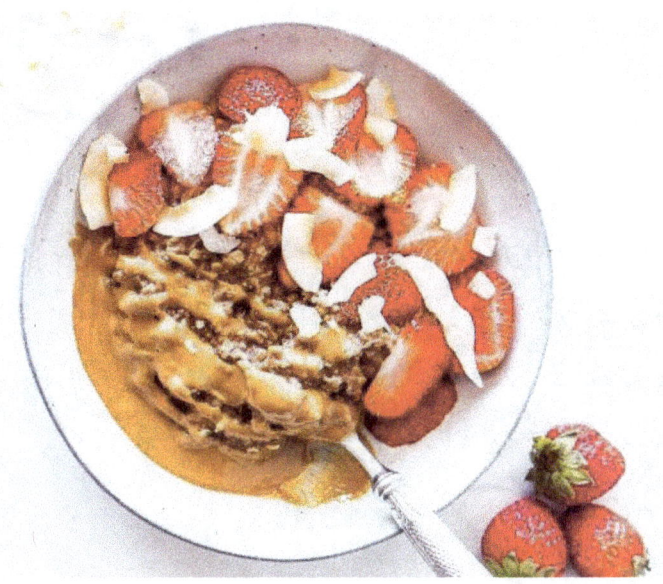

サーブ 1

材料

- 水 ½カップ
- 低脂肪牛乳 ¼カップ
- 昔ながらのクイッククッキングロールドオーツ ½ カップ
- スライスしたイチゴ ½カップ
- 無脂肪ギリシャヨーグルト ¼カップ
- 蜂蜜 大さじ 1

方向

a) 中火にかけた小さな鍋に、水、牛乳、オーツ麦を入れて混ぜます。混合物を時々かき混ぜながら沸騰させます。

b) 混合物が沸騰したら、火を弱め、オート麦が柔らかくなるまで、時々かき混ぜながら 3〜5 分間煮ます．

c) 火からおろし、蓋をして 3〜5 分蒸らす。

d) オートミールをサービングボウルにスプーンで入れます。いちご、ヨーグルト、はちみつを混ぜて、すぐにお召し上がりください。

5. レモンブルーベリーマフィン

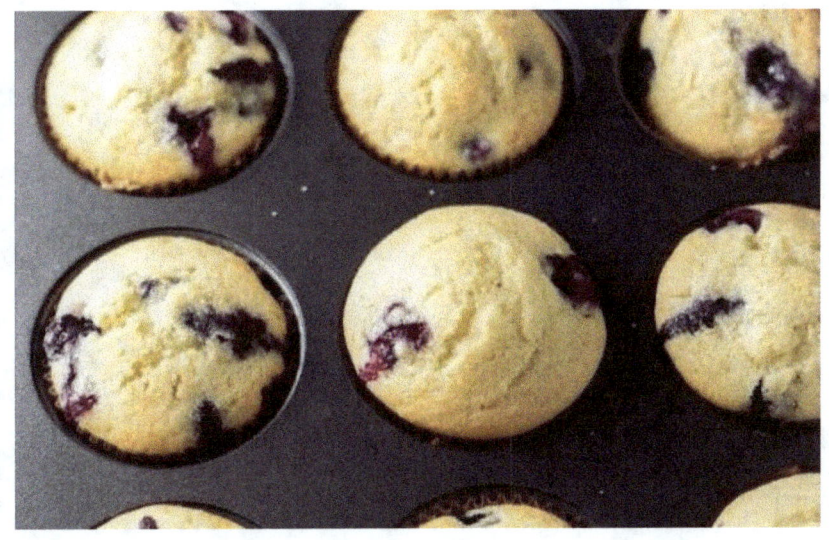

材料

- クッキングスプレー（お好みで）
- 全粒粉 1 カップ
- 中力粉 1 カップ
- 小さじ 2 杯のベーキングパウダー
- 小さじ 1 杯の重曹
- ½カップの砂糖
- レモンの皮 1 個分
- 低脂肪バターミルク 1 カップ
- ⅓カップのキャノーラ油
- 卵 1 個
- 小さじ 1 杯のバニラエッセンス

方向

a) 生または冷凍（解凍していない）ブルーベリー 1½カップ

b) 標準的な 12 カップのマフィン型に紙のライナーを並べるか、焦げ付き防止のクッキング スプレーをスプレーします。

c) 中程度のミキシング ボウルで、小麦粉、ベーキング パウダー、ベーキング ソーダを混ぜ合わせます。

d) 大きなミキシングボウルに砂糖を入れます。チーズおろし金またはマイクロプレーンおろし金の細かい穴を使用して、レモンを砂糖の入ったボウルに直接入れます。混ぜ合わせます。

e) バターミルク、オイル、卵、バニラを加え、電動ミキサーを中速でよく混ぜます。

f) 乾いた材料を湿った材料に 2 〜 3 回に分けて加え、それぞれの添加の後にちょうど混ぜ合わせるように叩きます。ブルーベリーをそっと入れます。

g) 準備したマフィン型に生地をスプーンで等分に分けます。オーブンで 20〜25 分焼きます。

6. シナモン入りアップルマフィン

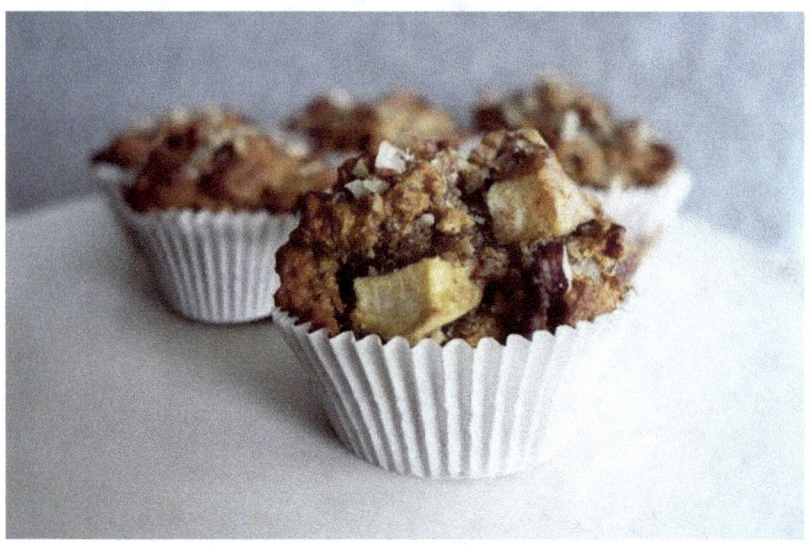

材料

- クッキングスプレー（お好みで）
- 中力粉 1 カップ
- 全粒小麦粉 1 カップ
- 小さじ 1 杯の重曹
- 小さじ 1/4 の挽いたシナモン
- 3/4 カップに詰めたブラウンシュガー
- $\frac{1}{4}$ カップのキャノーラ油
- 卵 2 個
- 無糖アップルソース 1 カップ
- 小さじ 1 杯のバニラエッセンス
- 低脂肪バターミルク 3/4 カップ
  - 皮をむいたりんご（中）1 個

方向

a) 中程度のミキシング ボウルで、小麦粉、重曹、シナモンを混ぜ合わせます。大きなボウルに、ブラウンシュガーと油を混ぜます。

b) 卵を一度に 1 つずつ追加し、追加するたびに卵が組み込まれるまで泡立てます。アップルソースとバニラを混ぜます。

c) 薄力粉の半量を加えて混ぜ合わせます。バターミルクの半分と残りの薄力粉を加えて、ひとまとまりになるまで混ぜます。残りのバターミルクを加えて混ぜ合わせます。リンゴを折ります。

d) 用意したマフィン型に生地をスプーンで等分に分けて入れます。上からナッツトッピングをふりかける。オーブンで 20～25 分焼きます。

7. メープルシナモンオートミールパンケーキ

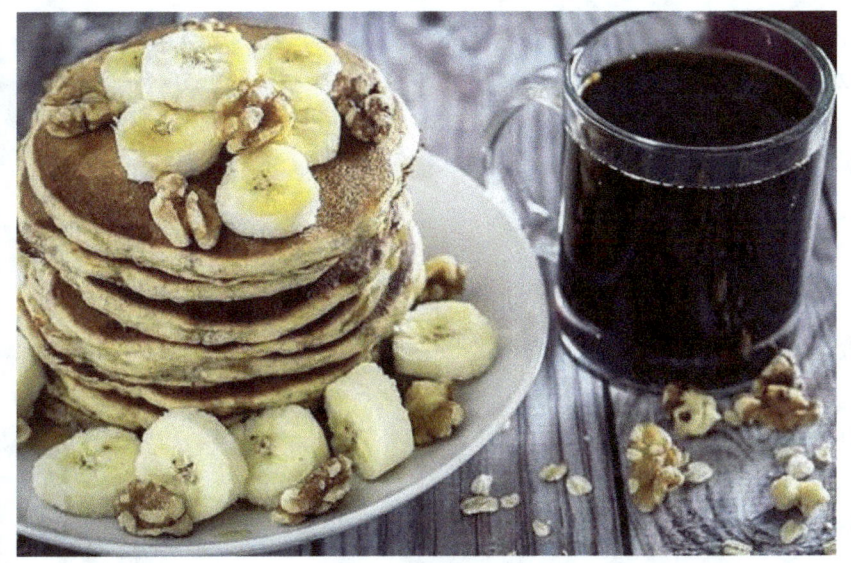

材料

- 昔ながらのロールドオーツ 1½ カップ
- 全粒粉 ½ カップ
- 小さじ 1 杯の挽いたシナモン
- 小さじ 1 杯のベーキングパウダー
- 低脂肪バターミルク 2 カップ
- メープルシロップ 大さじ 2
- 卵 1 個
- クッキングスプレー

方向

a) 中程度のミキシング ボウルで、オーツ麦、小麦粉、シナモン、ベーキング パウダーを混ぜ合わせます。

b) 大きなミキシング ボウルで、バターミルク、メープル シロップ、卵を一緒に泡だて器で混ぜます。

c) 乾燥混合物を湿潤混合物に 2 〜 3 回に分けて加え、各添加後によく混合します。混合物が泡立つまで、10〜15 分間放置します。

d) ノンスティック スキレットにクッキング スプレーを吹き付け、中火で加熱します。

e) パンケーキ 1 枚につき約 1/4 カップの生地をフライパンにスプーンで入れ、表面に泡が出るまで 2～3 分間調理します。

f) 裏返して、各パンケーキの裏面に焼き色がつくまで、さらに 1～2 分焼きます。

8. スイスチャードとキヌアのフリッタータ

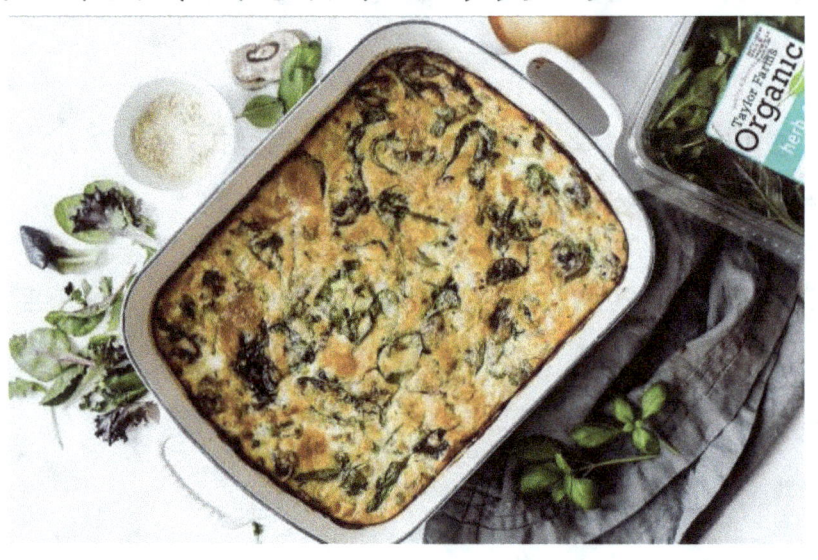

サーブ 6

材料

- クッキングスプレー
- ½カップの無味付けパン粉
- オリーブオイル 大さじ 1
- 中玉ねぎ 1 個、さいの目に切った
- みじん切りにしたにんにく 2 片
- 1 ポンドのフダンソウの葉、硬い中心の茎を取り除き、葉を薄くスライスする
- フレッシュタイムのみじん切り 大さじ 1、または乾燥タイム小さじ 1
- 赤唐辛子フレーク 小さじ ¼
- パッケージの指示に従って調理されたキノア 1 カップ (約 2 カップの調理済み)
- 部分脱脂リコッタチーズ 1 カップ
- 小さじ 1/4 の挽きたてのコショウ
- 卵 2 個、軽く溶きます

方向

a) オーブンを 350°F に予熱します。

b) 8 x 8 インチのグラタン皿にクッキング スプレーをスプレーし、パン粉をまぶします。

c) 大きなフライパンで油を中火から強火で加熱します。玉ねぎとにんにくを加え、よくかき混ぜながら、しんなりするまで 5 分ほど煮る。

d) フダンソウを加え、野菜がしおれるまで、頻繁にかき混ぜながら、さらに3〜4分煮ます。タイムと赤唐辛子のフレークをかき混ぜます。

e) フライパンを火から下ろし、フダンソウの混合物をミキシングボウルに移します。

f) 調理したキノア、チーズ、コショウ、卵をフダンソウの混合物に混ぜます。準備したグラタン皿に混合物を移し、オーブンで約1時間、端がちょうど茶色になり、中央が固まるまで焼きます．

g) フリッタータを数分間冷ましてから四角く切ります。常温または常温でお召し上がりください。

9. 山羊のチーズ入りスパイシー焼き卵

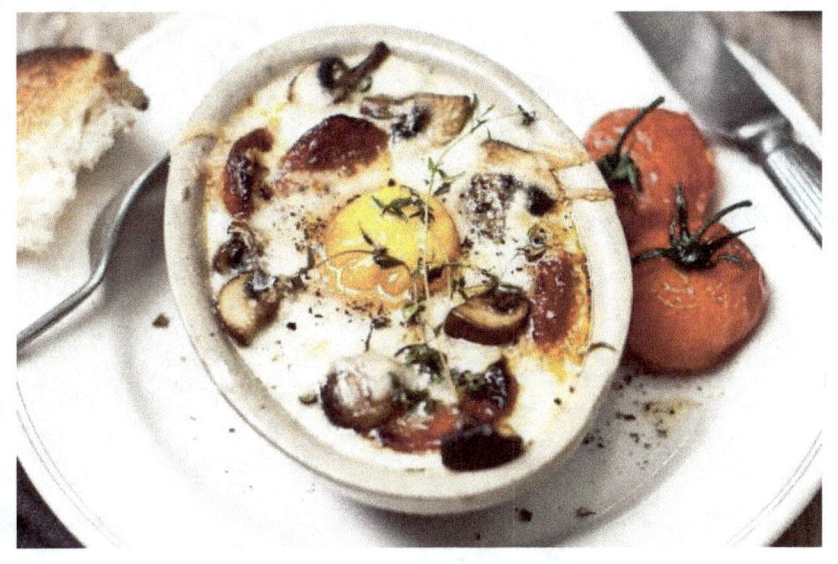

サーブ 4

材料
- クッキングスプレー
- 10 オンスの冷凍ほうれん草のみじん切り、解凍して絞って乾かします
- 卵 4 個
- $\frac{1}{4}$ カップの分厚いサルサ
- 砕いた山羊のチーズ $\frac{1}{4}$ カップ
- 挽きたてのコショウ

方向

a) オーブンを 325°F に予熱します。

b) 4 つの 6 オンスのラメキンまたはカスタードカップにクッキングスプレーをスプレーします．

c) 各ラメキンの底をほうれん草で覆い、均等に分けます。ほうれん草の各層の中央にわずかなくぼみを作ります。

d) 各ラメキンのほうれん草の上に卵を 1 つ割ります。各卵の上に、大さじ 1 杯のサルサと大さじ 1 杯のゴートチーズをのせます。コショウをふりかけます。

e) ラメキンを天板に置き、白身が完全に固まるまでオーブンで約 20 分間焼きますが、黄身はまだ少し水っぽくなります．すぐにサーブします。

10. ガーリックマッシュルームとチーズのオムレツ

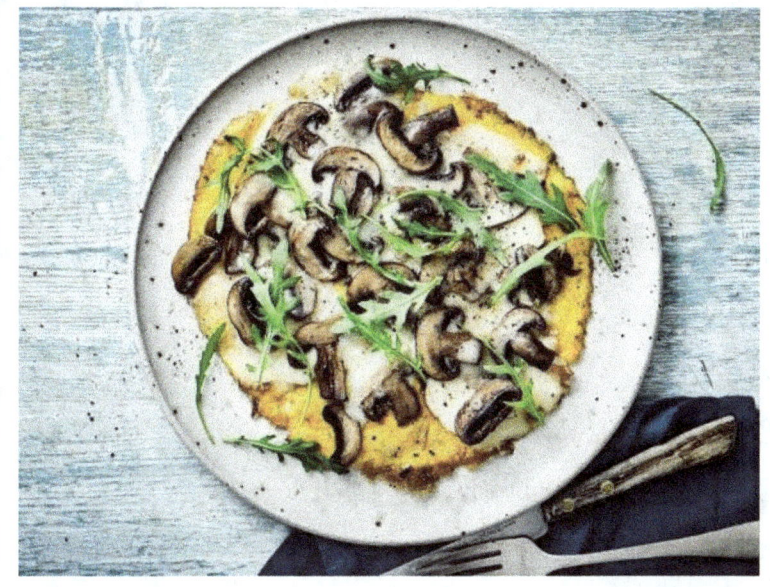

サーブ 1

材料
- 卵 2 個
- 小さじ 1 杯の水
- 挽きたてのコショウ
- クッキングスプレー
- にんにくのみじん切り 小さじ½
- 4 オンスのスライスしたボタンまたはクレミニ マッシュルーム
- 1 オンスの細断された減塩スイスチーズ
- 小さじ 1 杯の新鮮なパセリのみじん切り

方向

a) 小さめのボウルに卵、水、コショウを入れてよく混ぜる。

b) 小さなノンスティック スキレットにクッキング スプレーをスプレーし、中火で加熱します。にんにくとマッシュルームを加え、よくかき混ぜながら、マッシュルームが柔らかくなるまで約 5 分間煮込みます。きのこの混合物をボウルに移します。

c) 必要に応じて、フライパンにクッキング スプレーを再びスプレーし、中火にかけます。卵を加えて、端が固まり始めるまで調理します。ヘラで固まった卵を端から中央に向かって押し出す。フライパンを傾けて、固まった卵の外側に生卵を広げます。オムレツがほぼ固まるまで調理します。

d) 調理したマッシュルームをオムレツの中央に一列にスプーンで入れます。チーズとパセリの半分をのせます。

e) オムレツの片面をもう片面の上に折ります。1分以上加熱してチーズを溶かします。

f) オムレツをプレートにスライドさせ、残りのパセリを添えてすぐに提供します.

スナックと前菜

11. レモンペッパー ポップコーン パルメザンチーズ添え

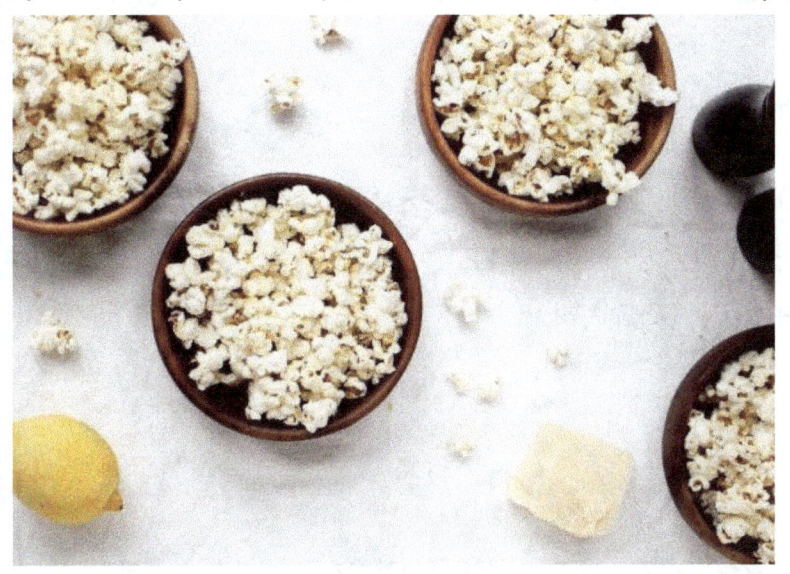

サーブ 4

材料
- エアポップコーン 4 カップ
- すりおろしたパルメザンチーズ 大さじ 2
- $\frac{3}{4}$ 小さじレモンペッパー調味料

方向

a) 大きなボウルで、すべての材料を混ぜ合わせます。

b) よく投げて、すぐに出してください。

12. カレーライムピーナッツ

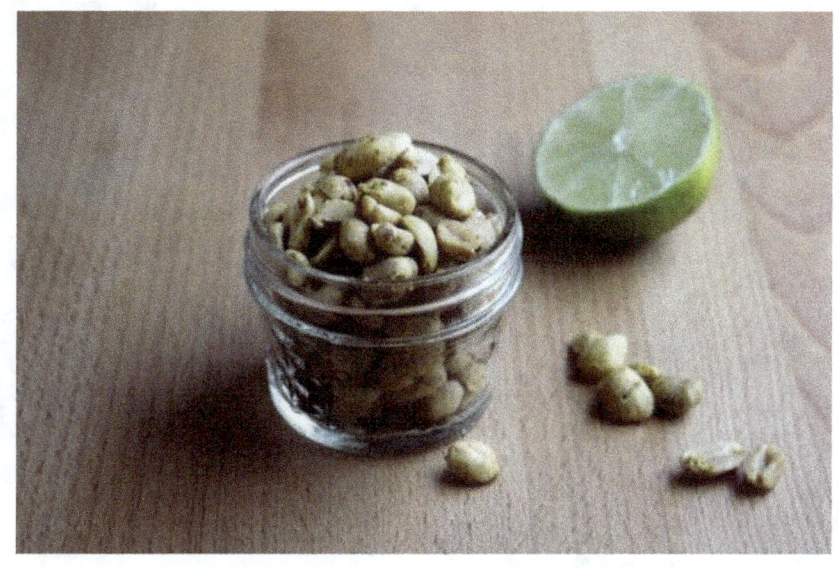

材料

- フレッシュライムジュース 大さじ 2
- カレー粉 大さじ 2
- 小さじ $\frac{1}{4}$ 杯のカイエンペッパー（オプション）
- 無塩ピーナッツ 2 カップ

方向

a) オーブンを 250°F に予熱します。

b) 中程度のミキシング ボウルで、ライム ジュース、カレー パウダー、カイエンを使用する場合は、よく混ぜ合わせます。ピーナッツを加え、かき混ぜてコーティングします。

c) 大きな天板にピーナッツを均等に広げます。

d) ピーナッツをオーブンでときどきかき混ぜながら、45 〜 50 分間、焼き色がつくまで焼きます。

e) 食べる前にピーナッツを完全に冷まします。気密容器に入れて室温で最長 1 週間保存できます。

13. ローズマリースイートポテトチップス

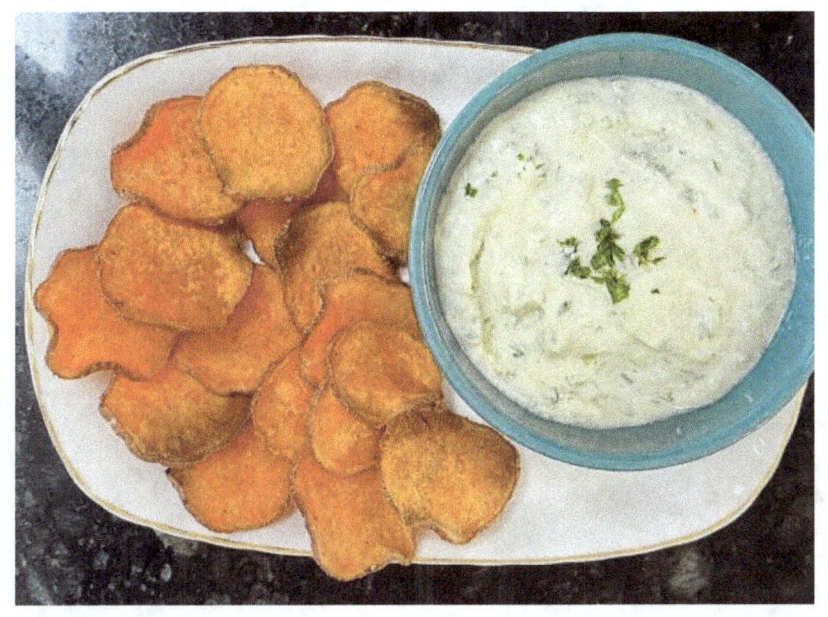

サーブ 2

材料

- クッキングスプレー
- さつまいも 1 個（皮をむき、薄切り）
- 新鮮なローズマリーのみじん切り 小さじ 1

方向

a) オーブンを 400°F に予熱します。

b) 2 枚の大きな天板にクッキングスプレーを塗ります。

c) 準備した天板にジャガイモのスライスを単層に並べます。それらにクッキングスプレーをスプレーし、ローズマリーを振りかけます．

d) 一度に 1 枚ずつオーブンで約 15 分間、チップスに焼き色がつくまで焼きます。チップをラックに移して冷却します。

e) すぐにお召し上がりいただくか、気密容器に入れて室温で最長 2 日間保管してください。

14. ハラペーニョ・シラントロ・フムス

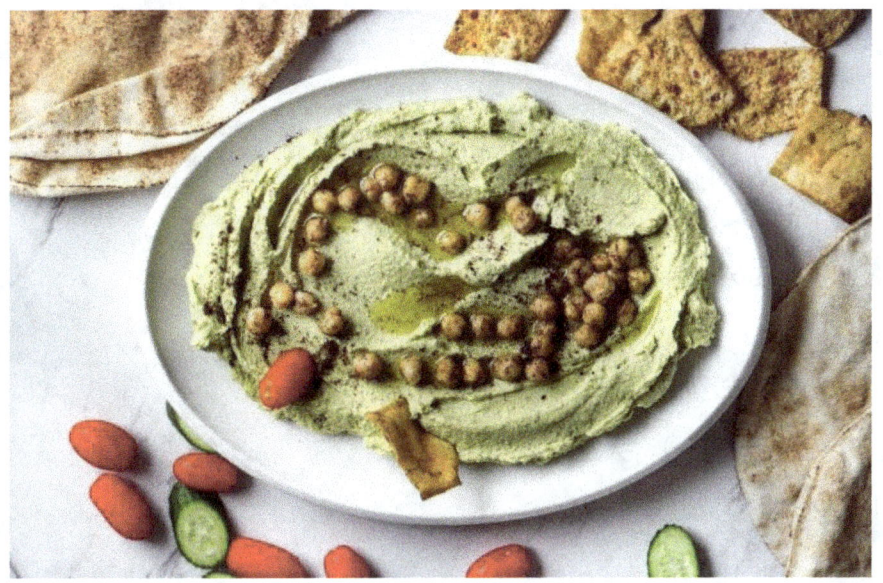

サーブ 6

材料

- 1 (15 オンス) 缶のひよこ豆、水気を切り、すすぐ
- コリアンダーの葉 1 カップ、飾り用に追加
- 種を取り、粗みじん切りにした小さなハラペーニョ 2 個
- にんにく 1 かけ
- $\frac{1}{4}$ カップのフレッシュライムジュース
- タヒニ（ごまペースト） 大さじ 2
- オリーブオイル 大さじ 1

方向

a) フードプロセッサーで、ひよこ豆、コリアンダー、ハラペーニョ、にんにくを滑らかになるまでピューレにします。

b) ライムジュース、タヒニ、オイルを加え、よく混ざるまで混ぜます。混合物が濃すぎる場合は、一度に大さじ 1 杯の水を加えて、目的の一貫性が得られるようにします。

c) フムスをすぐに提供するか、コリアンダーを追加するか、蓋をして最大 2 日間冷蔵します。

15. フレッシュガーリックとハーブヨーグルトのディップ

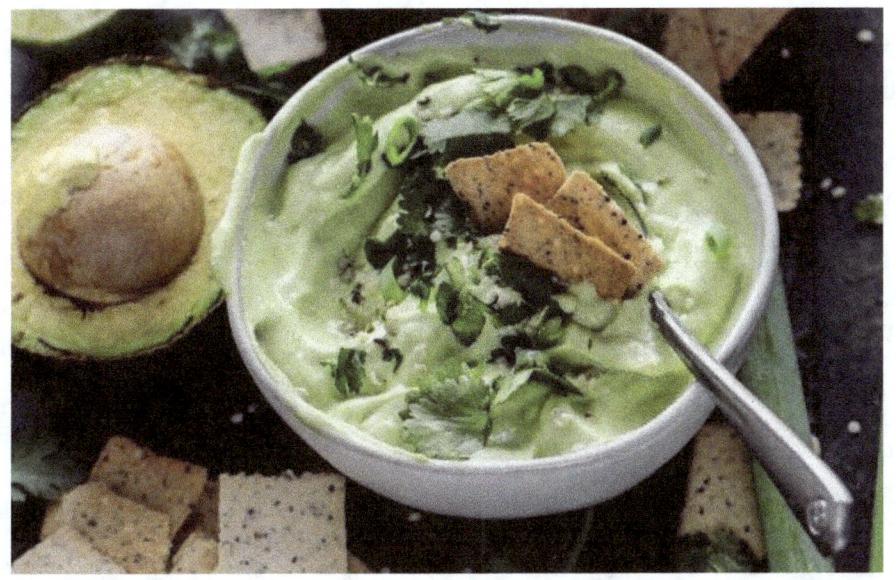

サーブ 8

材料
- 無脂肪ギリシャヨーグルト 1 カップ
- すりおろしたきゅうり 1/2 カップ、水気を切り、絞って乾かします
- すりおろした黄タマネギ 大さじ 2
- フレッシュレモン汁 大さじ 1
- 新鮮なディルのみじん切り 大さじ 1
- フレッシュミントのみじん切り 大さじ 1
- 新鮮なオレガノのみじん切り 小さじ 1
- 蜂蜜 小さじ 2
- みじん切りにしたにんにく 2 片
- 小さじ 1 杯のオリーブオイル

方向

a) 中くらいのボウルで、すべての材料を混ぜ合わせます。かき混ぜてよく混ぜます。

b) ディップに蓋をして冷蔵庫で 1 時間以上寝かせ、味をなじませます。

c) ディップをすぐに提供するか、冷蔵庫に最大 2 日間保管してください。

16. スイートピーとリコッタチーズのトースト

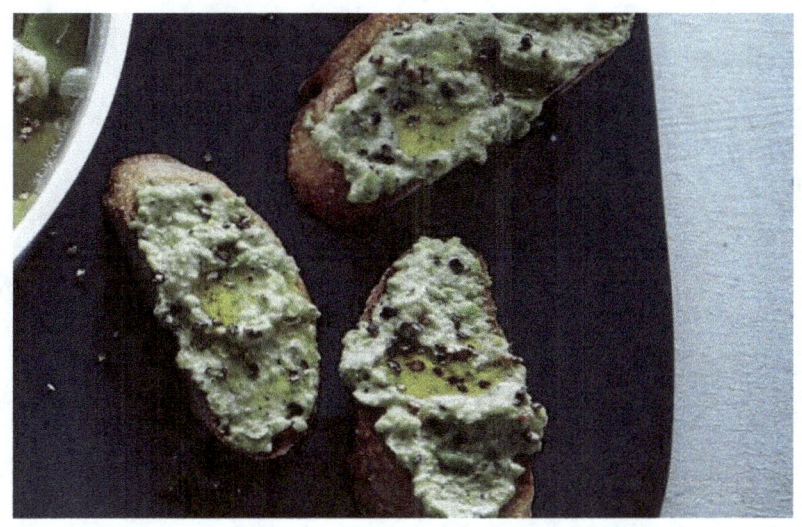

サーブ 8

材料
- 冷凍えんどう豆 1½カップ
- レモン汁 1 個分
- オリーブオイル 大さじ 1
- 生バジルのみじん切り ½カップ
- 小さじ 1/2 の挽きたてのコショウ
- 薄切り全粒粉バゲット 24 枚
- にんにく 1 片（半分に切る）
- 部分脱脂リコッタチーズ 3/4 カップ

方向

a) パッケージの指示に従って、エンドウ豆を柔らかくなるまで調理します。えんどう豆の水気を切り、冷水ですすいでください。

b) 調理したエンドウ豆、レモン汁、オイル、バジル、コショウをフード プロセッサーに入れ、滑らかになるまで処理します。

c) バゲットのスライスにクッキング スプレーをスプレーし、大きな天板に単層で並べます。バゲットのスライスをオーブンで片面 4 〜 5 分、パンがカリッときつね色になるまで焼きます。

d) バゲットのスライスをオーブンから取り出し、ワイヤーラックの上で数分間冷まします。

e) トーストの各部分を、半分に切ったにんにくの切り口でこすります。

f) トーストしたバゲットにリコッタチーズをのせ、天板に並べる。チーズが温かくて泡立ち始めるまで、1〜2分間焼きます。

17. トマトとベーコンのツイストパン

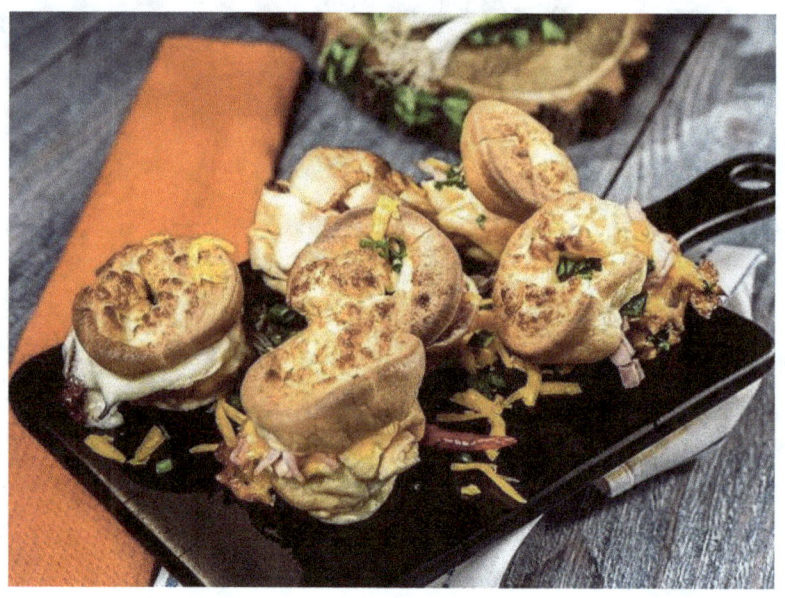

8回ひねる

材料

- みじん切りにしたドライトマト 大さじ 2
- 中力粉 $\frac{1}{2}$ カップ
- 全粒粉 $\frac{1}{4}$ カップ
- 低ナトリウムベーキングパウダー 小さじ 1
- 赤唐辛子フレーク 小さじ $\frac{1}{4}$
- タルタルクリーム 小さじ $\frac{1}{8}$
- 無塩バター 大さじ $2\frac{1}{2}$
- ターキーベーコン 2 切れ、調理して砕いたもの
- 無脂肪乳 $\frac{1}{4}$ カップ
- すりおろしたパルメザンチーズ 大さじ 2

方向

a) 小さめのボウルに天日干しトマトを入れ、熱湯をかぶせて 5 分ほど置いてトマトを戻します。排水し、浸した液体を捨てます。

b) フードプロセッサーで、薄力粉、ベーキングパウダー、赤唐辛子フレーク、タルタルクリームを混ぜ合わせます。バターを加え、混合物が粗い食事のようになるまでパルスします。混合物をミキシングボウルに移します。

c) ベーコンとトマトを入れて炒めます。牛乳を加え、生地がまとまるまで混ぜる。

d) 打ち粉をした台に生地を出し、なめらかになるまで数回こねる。生地を 4 x 4 インチの正方形に広げます。

e) 正方形を 4 つの等しいストリップに切り、各ストリップを横に半分にします。各ストリップをねじって、大きな天板に置きます。

f) ツイストしたパンにクッキング スプレーを吹きかけ、チーズをふりかけ、オーブンで薄いきつね色になるまで約 10 分焼きます。すぐにサーブします。

18. カニ肉のケサディーヤ

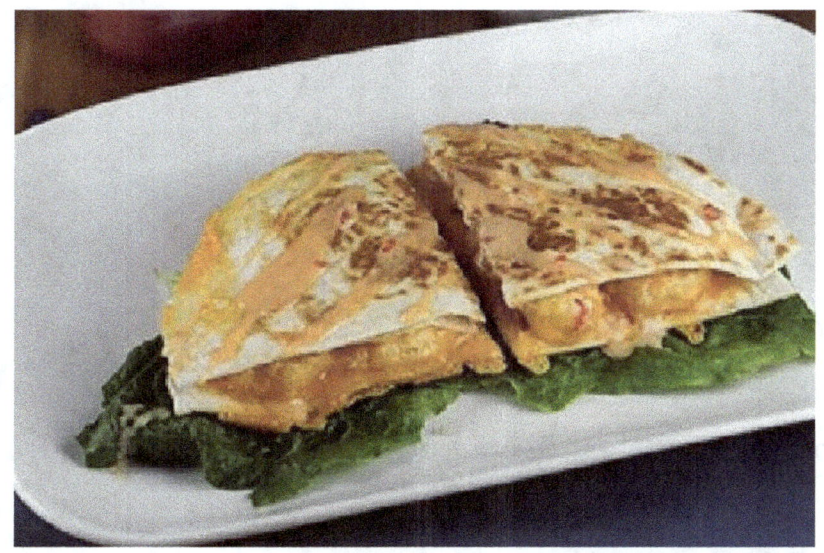

サーブ 6

材料

- 3/4 カップの細切り低ナトリウム チェダー チーズ
- 柔らかくした減脂肪クリームチーズ 2 オンス
- ねぎ 4 本、薄切り
- 中程度の赤パプリカ 1/2 個、細かく刻んだ
- みじん切りコリアンダー 1/3 カップ
- 種を取ってみじん切りにしたハラペーニョ 1 個
- 小さじ 1 杯のライムの皮
- フレッシュライムジュース 大さじ 1
- 8 オンスのカニの塊
- 全粒粉のトルティーヤ 4 枚
- クッキングスプレー

方向

a) 中くらいのボウルに、チェダー チーズ、クリーム チーズ、ネギ、パプリカ、パクチー、ハラペーニョ、ライムの皮、ライム ジュースを入れてかき混ぜます。カニ身を崩しすぎないように混ぜ合わせる。

b) カニ肉の混合物をトルティーヤの半分に広げ、均等に分けます。トルティーヤを折り曲げて半月にする。

c) 大きなノンスティック スキレットにクッキング スプレーをスプレーし、中火で加熱します。一度に 2 つのケサディーヤを片面約 3 分間、黄金色になり具材が熱くなるまで調理します．

d) ケサディーヤを鍋から取り出し、残りのケサディーヤを調理している間、温めておきます。

e) 各ケサディーヤを 4 つのくさびに切り、温かいうちに提供します。

19. フローズンヨーグルトベリーボタン

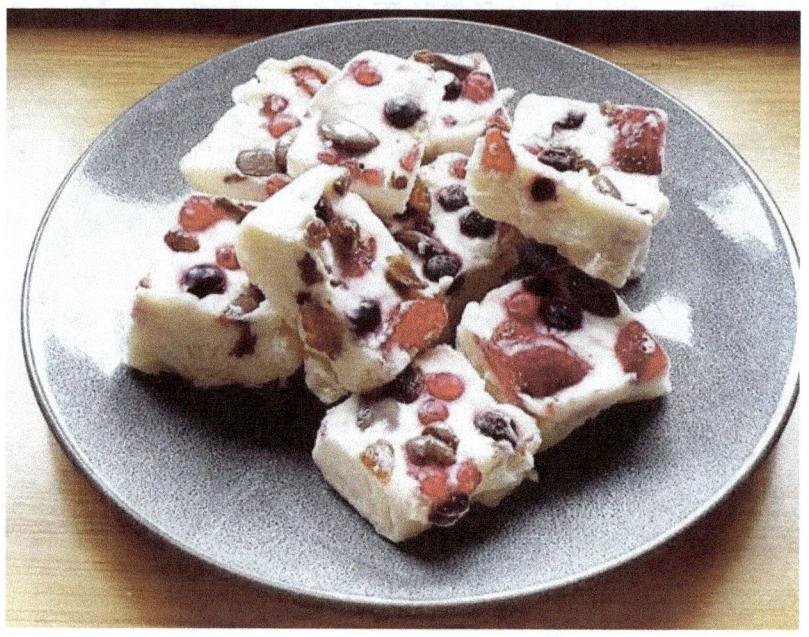

サーブ 1

材料
- 冷凍ミックスベリー 1/2 カップ
- 無脂肪のプレーン ギリシャ ヨーグルト 1 カップ
- 小さじ 1 杯の蜂蜜

方向

a) 天板に羊皮紙を敷きます（天板が冷凍庫に収まるようにしてください）。

b) フードプロセッサーまたはブレンダーで、ベリーをピューレにします。ヨーグルトとハチミツを加え、滑らかになるまでよく混ぜる。

c) ヨーグルトとベリーの混合物を小さじ 1/4 ずつクッキング ペーパーに落とし、互いに広がらないように間にスペースを空けます。

d) 天板を冷凍庫に入れ、滴が固まるまで、少なくとも 3 時間冷凍します。

e) すぐにサーブするか、ドロップを冷凍庫で安全な密封可能なビニール袋に移し、食べる準備ができるまで保管してください．

20. チョコレートチェリーグラノーラバー

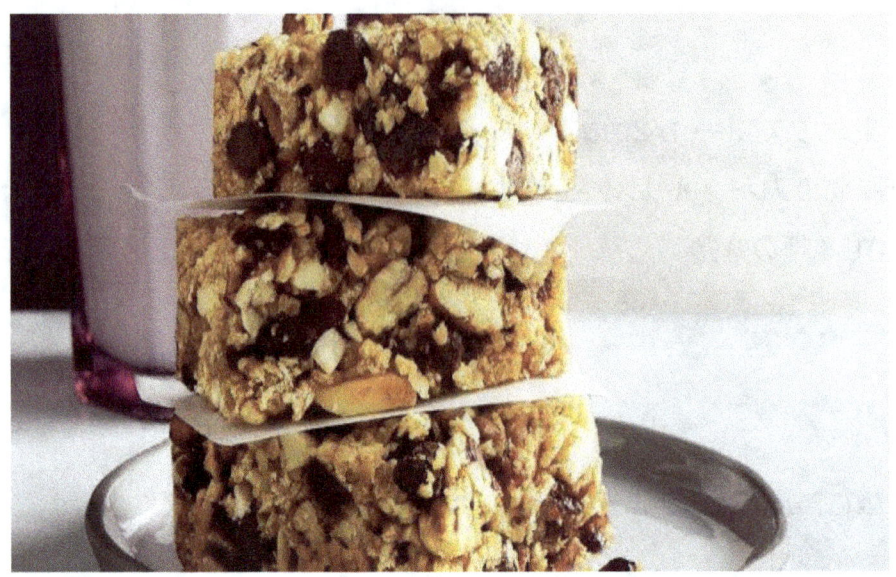

12本のバーを作る

材料

- クッキングスプレー
- 昔ながらのクイッククッキングロールドオーツ 2カップ
- スライスアーモンド 1カップ
- $\frac{1}{4}$カップの亜麻仁
- ハチミツ 2/3カップ
- 1/4カップパック入りブラウンシュガー
- ココナッツオイル 大さじ3
- バニラエッセンス 小さじ$1\frac{1}{2}$
- みじん切りにしたドライチェリー 1/2カップ
- 刻んだダーク チョコレート 1/2カップ

方向

a) 大きなミキシング ボウルで、オーツ麦とアーモンドを混ぜ合わせ、よく混ぜます。混合物を大きな天板に広げ、オーブンで約10分間、時々かき混ぜながら、軽くトーストするまで焼きます．

b) 混合物を大きなミキシング ボウルに戻し、亜麻仁を入れてかき混ぜます。

c) オーブンの温度を300°Fに下げます。

d) 中火にかけた小さな鍋に、はちみつ、ブラウン シュガー、ココナッツ オイルを入れて沸騰させます。1分間かき混ぜながら調理し、バニラをかき混ぜます。

e) はちみつ混合物をサクランボと一緒にオート麦混合物に加え、よくかき混ぜます。チョコレートを入れます。

f) 準備したベーキングパンに混合物を移します。混合物を鍋の均一な層に押し込みます。グラノーラが茶色くなるまで、グラノーラをオーブンで 25 〜 28 分間焼きます。

デザート

21. チェリークリスプ

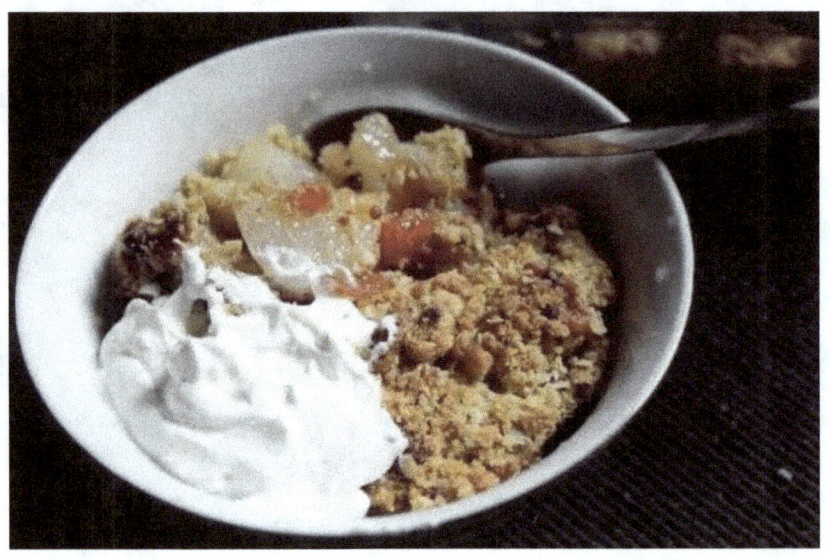

収量: 6人前

成分

- 16 オンス缶赤サワー ピット
- さくらんぼ
- コーンスターチ 大さじ 1½
- 1/2 カップ クイック クッキング ロールド オーツ
- クルミのみじん切り 大さじ 2
- 砂糖 小さじ 4
- 小さじ 1/4 のアーモンドエキス
- マーガリン 大さじ 1 - 溶かす

方向

a) さくらんぼの水気を切り、3/4 カップのジュースを残しておきます。鍋に少量のジュース、コーンスターチ、砂糖を混ぜます。残りのジュースをかき混ぜます。

b) とろみがついて透明になるまで絶えずかき混ぜながら、中火で調理します。暑さから削除。さくらんぼを加えて抽出します。8 インチのパンに広げます。

c) トッピング: オーブンを 375 F に予熱します。小さなボウルにオート麦とクルミを混ぜます。

d) マーガリンを追加します。フォークでよく混ぜます。混合物はもろくなります。さくらんぼの上にトッピングをふりかけます。

20 分間、またはトッピングに焼き色がつくまで焼きます。温かいまたは冷やしてお召し上がりください

22. 歯ごたえのあるリンゴの月

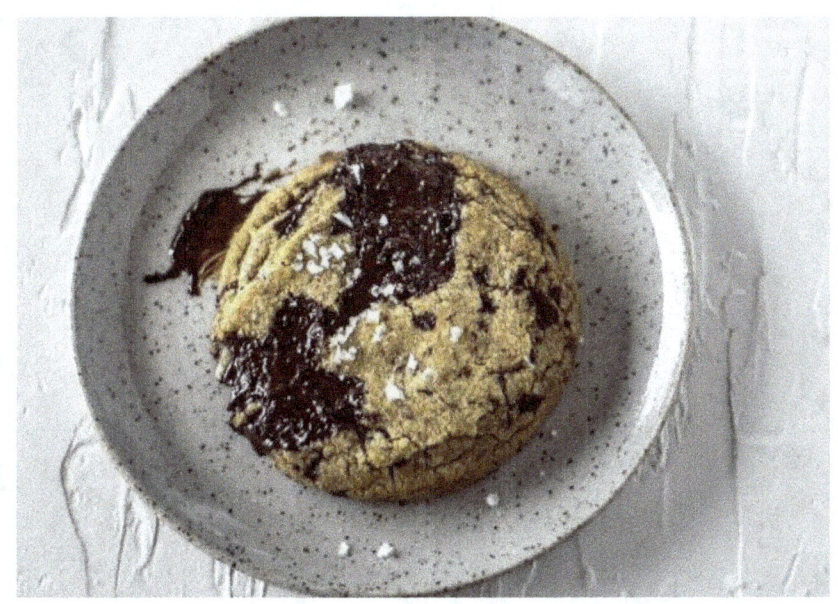

収量: 18 人前

成分

- 3/4 カップ ジュース、りんご -- 濃縮液
- りんご 1/2 カップ -- 乾燥
- 卵 2 個
- $\frac{1}{4}$ カップ バター -- 溶かして冷ます
- バニラ 小さじ 1
- 小麦粉 $1\frac{1}{4}$ カップ
- 小さじ $\frac{1}{2}$ ベーキング パウダー
- 小さじ $\frac{1}{2}$ シナモン - 粉
- ナツメグ 小さじ $\frac{1}{8}$

方向

a) 果物を刻む。りんご濃縮果汁とりんごを混ぜます。10 分間放置します。

b) オーブンを 350 度に予熱します。中くらいのボウルに卵を割り入れます。濃縮混合物、バター、バニラをブレンドします。残りの材料を加えてよく混ぜます。油を塗ったクッキーシートに大さじ 2 インチの生地を落とします。

c) しっかりとしたきつね色になるまで、10～12 分間焼きます。

d) クールなワイヤーラック。密閉容器に保管してください。

23. 糖尿病・減塩パウンドケーキ

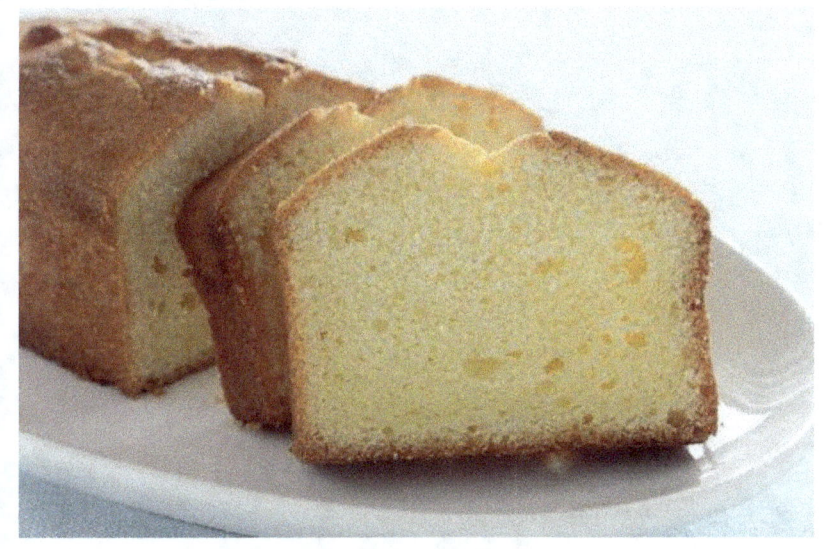

収量: 4 人前

成分

- 野菜ショートニング 1½ カップ
- 砂糖 2¾ カップ
- 卵 9 個
- 1 レモン; のジュース
- バニラ 小さじ 1
- ふるった薄力粉 2 カップ

方向

a) オーブンを 300 度に加熱します。10 インチのチューブパンにグリースを塗り、小麦粉をまぶします。

b) なめらかになるまでクリームショートニング。砂糖を少しずつ加えてよく練る。

c) 卵を一度に 1 つずつ加え、それぞれの後によくクリーム状にします。レモン汁とバニラを混ぜます。薄力粉をふるって混ぜ合わせる。

d) 混合物をチューブパンに注ぎます。1 時間半、またはテストが完了するまで焼きます。

24. クリーミーバターミルクレモンシャーベット

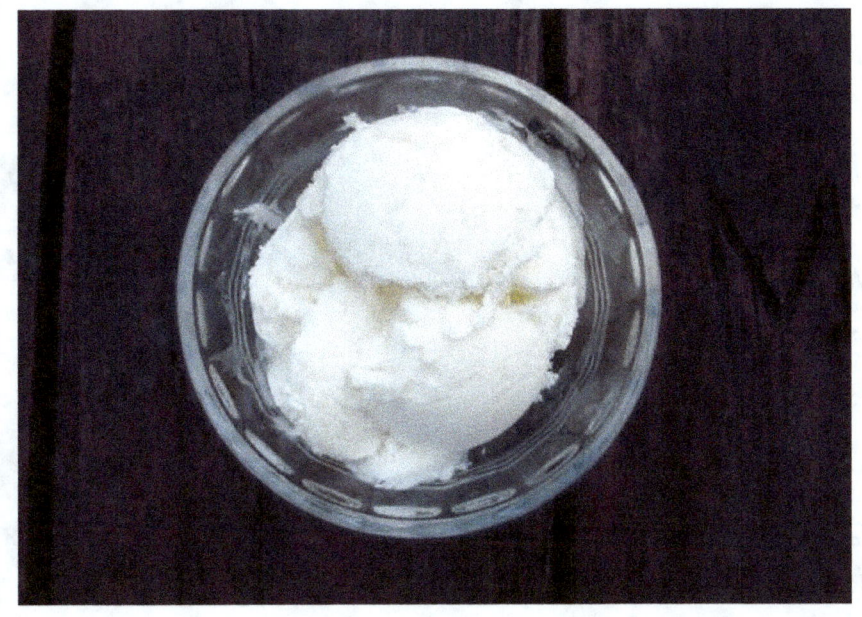

サーブ 4

成分

- 低脂肪バターミルク 2 カップ
- 砂糖 1 カップ
- レモンの皮 1 個分
- $\frac{1}{4}$ カップのフレッシュレモンジュース

方向

a) 大きなミキシング ボウルで、砂糖が完全に溶解するまですべての材料をかき混ぜます。

b) 混合物に蓋をして、非常に冷たくなるまで約 4 時間冷蔵します。

c) 混合物をアイスクリーム メーカーに移し、製造元の指示に従って凍結します。

d) シャーベットを冷凍庫に安全な容器に移し、提供する前に少なくとも 4 時間凍らせます．

25. ブラウン シュガー ピーカン アイスクリーム

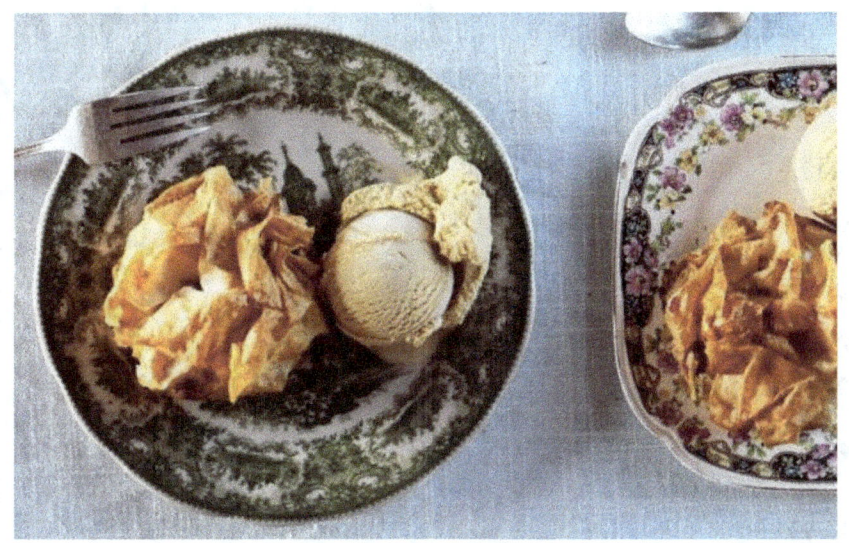

サーブ 8

成分

- 水 大さじ 1
- 無香料の粉ゼラチン 小さじ 1½
- 低脂肪乳 2½ カップ
- 3/4 カップに詰められたダークブラウン シュガー
- 小さじ 1/2 の挽いたシナモン
- 卵黄 3 個
- 無脂肪エバミルク 1 缶（12 オンス）
- 小さじ 1 杯のバニラエッセンス
- 刻んだピーカン ½ カップ

方向

a) 大きな鍋で、牛乳 1½ カップを中火で加熱します。牛乳が熱くなったら、ブラウンシュガーとシナモンを入れてさらに加熱します。

b) 中くらいのボウルに卵黄とエバミルクを入れて泡立てます。温かい牛乳の混合物を卵の混合物に細い流れで加え、よく混ざるまで絶えず泡立てます.

c) 混合物を鍋に戻し、中火で加熱し、絶えずかき混ぜながら、混合物がとろみ始めるまで、約 5 分間加熱します。

d) 混合物を目の細かいふるいを通してボウルに入れ、ゼラチンと水の混合物を泡だて器で混ぜます。

e) 残りの牛乳 1 カップとバニラエッセンスを加えてかき混ぜ、蓋をして冷蔵庫で少なくとも 2 時間または一晩冷やす.

f) 混合物をかき混ぜ、アイスクリーム メーカーに移し、製造元の指示に従って冷凍します。混合物がほとんど凍ったら、ピーカンナッツを追加します。

26. ルビーレッドのポシェ梨

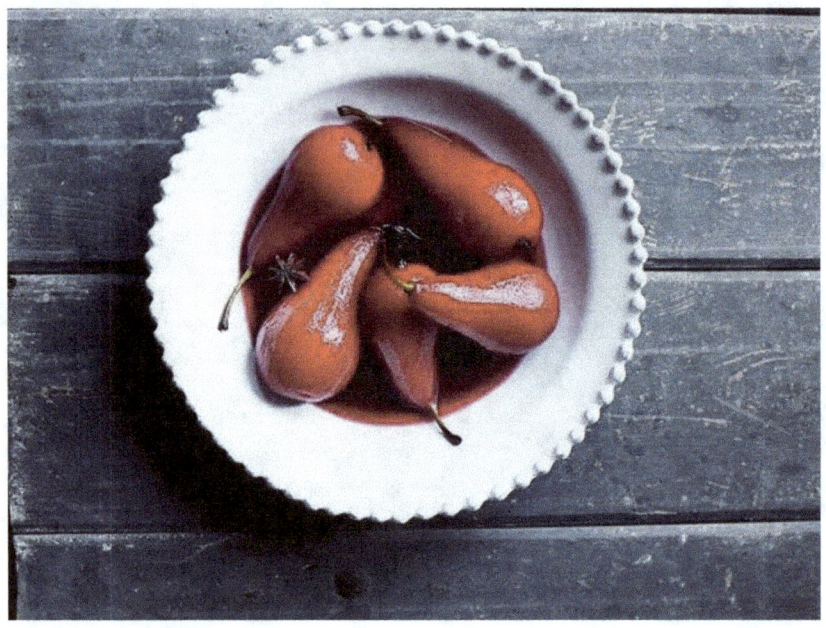

サーブ 4

成分

- 赤ワイン 2 カップ
- 砂糖 $\frac{1}{4}$ カップ
- オレンジの皮 1 (3 インチ) 片
- オレンジジュース 1 個分
- シナモンスティック 1 本
- クローブ 2 粒
- しっかりとした熟した梨 4 個、皮をむき、茎はそのままにして、梨が立つように底を平らにします

方向

a) 大きな鍋に、ワイン、砂糖、オレンジの皮、オレンジ ジュース、シナモン スティック、クローブを入れて中火から強火にかけます。火を弱めの中火にし、ふたをせずに約 5 分間煮ます。

b) 梨を液体に加え、ふたをして、ときどきひっくり返しながら約 20 分間、梨が柔らかくなるまで調理します。梨を大皿または大きなボウルに移します。

c) 中火から強火に上げ、約 15 分間、混合物がとろみをつけてシロップ状になるまで、液体をかき混ぜながら調理します.

d) オレンジの皮、シナモンスティック、クローブを取り除きます。

e) 洋ナシにソースをかけ、2 時間以上冷やしてからお召し上がりください。

27. ピーチブルーベリークリスプ

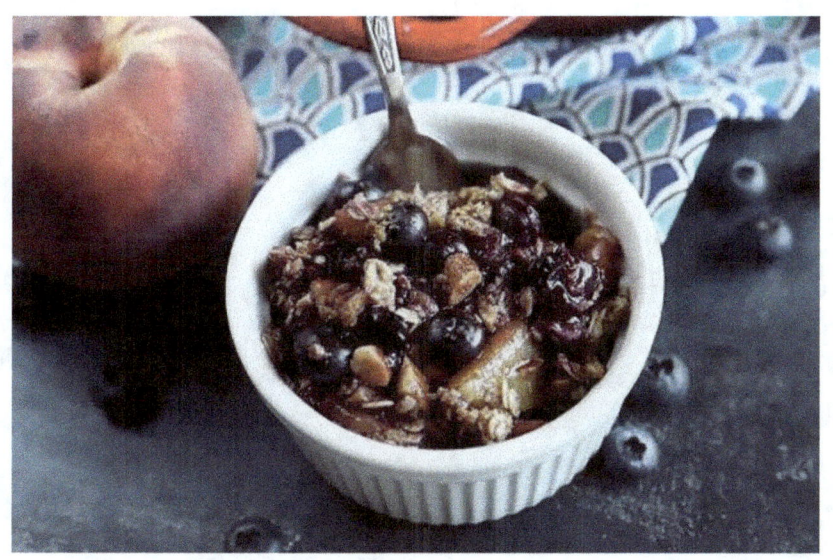

サーブ 4

材料
充填用：
- クッキングスプレー
- スライスした桃 2 カップ
- 1 カップの新鮮なブルーベリー
- グラニュー糖 大さじ 2
- 中力粉 大さじ 2
- 新鮮なレモン汁 大さじ 2

トッピング：
- 昔ながらのロールドオーツ 3/4 カップ
- 中力粉 $\frac{1}{4}$ カップ
- 無糖ココナッツフレーク 大さじ 3
- ココナッツオイル 大さじ 2
- 1/4 カップパック入りブラウンシュガー

方向

a) 大きなボウルに、桃とブルーベリーを一緒に入れます。砂糖、薄力粉、レモン汁を加えて混ぜ合わせます。準備したラメキンに混合物をスプーンで均等に分けます。

b) オート麦、小麦粉、ココナッツフレーク、ココナッツオイル、ブラウンシュガーをフードプロセッサーで混ぜます。混合物がよく混ざるまでパルスします。

c) ラメキンの果物の上に混合物をスプーンで均等に分け、果物を完全に覆うようにします．

d) ラメキンを詰めた天板をオーブンに入れ、約 1 時間焼きます。上部がきれいに焼き色がつき、具材が非常に熱くなり泡立つまで焼きます。

e) 必要に応じて、バニラアイスクリームまたはフローズンヨーグルトをトッピングして、温かいうちにお召し上がりください．

28. レモンメレンゲのレイヤーケーキ

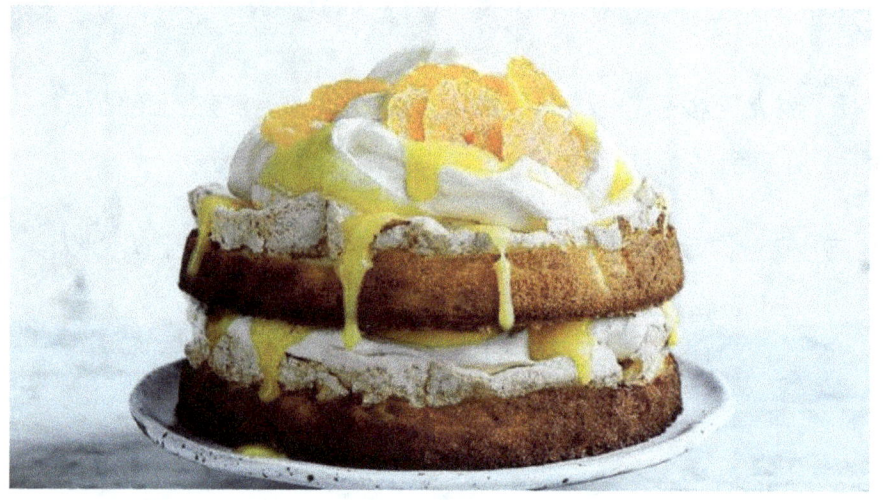

材料

ケーキの場合：

- クッキングスプレー
- 打ち粉用中力粉
- 卵 4 個、室温
- 2/3 カップの砂糖
- 小さじ 1 杯のバニラエッセンス
- レモンの皮 小さじ 1
- キャノーラ油 大さじ 3
- 薄力粉 3/4 カップ

充填用：

- 無脂肪加糖練乳 1 缶
- レモンの皮 小さじ 1
- 1/3 カップのフレッシュレモンジュース

トッピング：

- 室温に戻した卵白 2 個分
- 歯石のクリーム 小さじ $\frac{1}{4}$
- 砂糖 $\frac{1}{4}$ カップ
- 小さじ 1/4 のバニラエッセンス

方向

a) 大きめのボウルに卵と砂糖を入れ、中速に設定した電動ミキサーでふわふわと淡い黄色になるまで 8 〜 10 分泡立てます。バニラとレモンの皮を加える。

b) ゴムべらを使って、さっくりと油をなじませます。

c) 組み込まれるまで小麦粉をかき混ぜます。

d) 生地を用意したベーキングパンに移し、均等に分けます。

e) 中央につまようじを刺してきれいになるまで、ケーキを 20 〜 22 分間焼きます。

f) フライパンをワイヤーラックに置いて 10 分間冷やし、ケーキをラックに出して完全に冷ます．

29. チョコレートクリームパイ

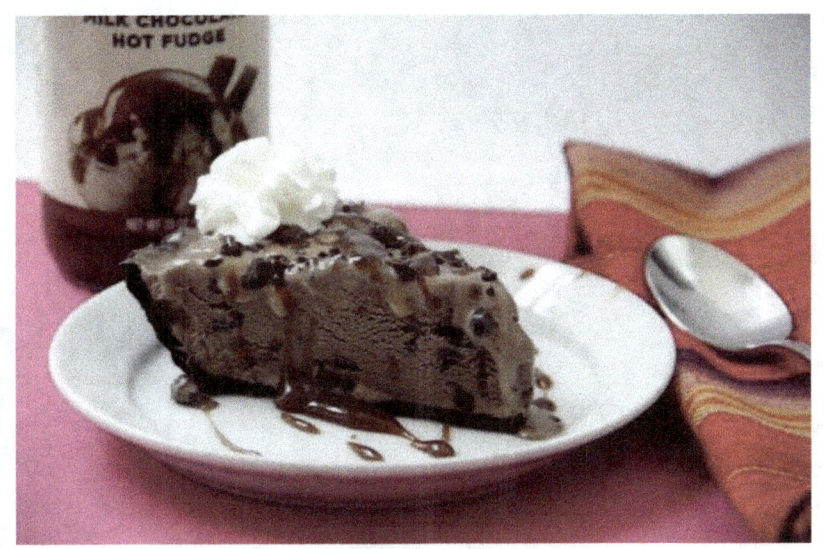

サーブ 8

材料

クラストの場合：

- チョコレートクッキーのクラム $1\frac{1}{4}$ カップ
- 溶かした無塩バター 大さじ 3

充填用：

- $\frac{3}{4}$ カップ砂糖
- コーンスターチ $\frac{1}{4}$ カップ
- 無糖ココアパウダー $\frac{1}{4}$ カップ
- 低脂肪牛乳または軽いココナッツミルク 1 3/4 カップ
- 卵 1 個
- 4 オンスのほろ苦いチョコレート、細かく刻む
- 無脂肪の非乳製品のホイップトッピング、サービング用

方向

a) 中火にかけた大きな鍋で、砂糖、コーンスターチ、ココアを一緒に泡だて器で混ぜます。牛乳と卵を加え、滑らかになるまで泡立て続けます。

b) 混合物が泡立ち、とろみがつくまで、約 5 分間、絶えずかき混ぜながら調理します。

c) 混合物を火から下ろし、チョコレートを加え、完全に溶けて溶けるまでかき混ぜます。

d) 準備したクラストに詰め物を注ぎ、ラップで覆い、プラスチックを詰め物の表面に押し付け、固まるまで少なくとも 4 時間冷やします。

e) 必要に応じて、冷やしてフルーツやホイップトッピングをトッピングしてお召し上がりください。

30. チョコレートがけココナッツバー

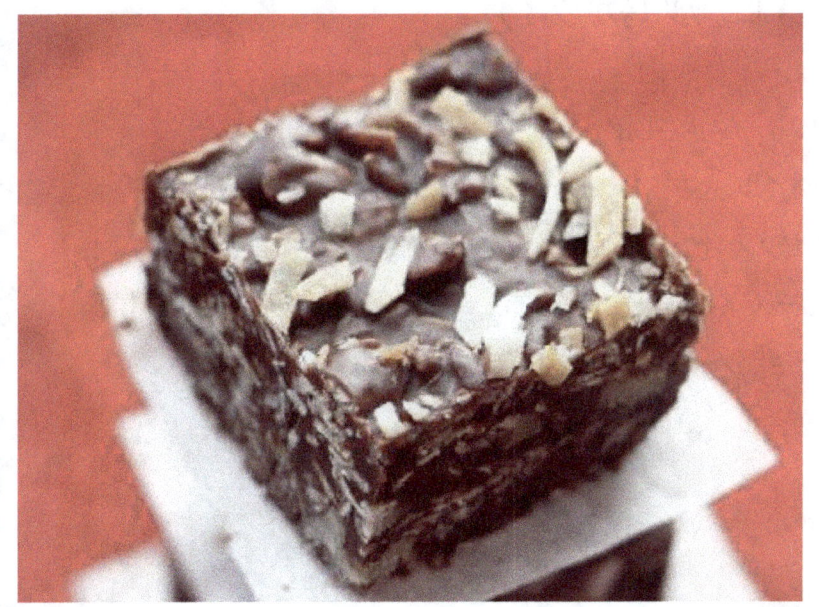

8 本のバーを作る

材料

バーの場合：

- 刻んだ無糖ココナッツ 1½カップ
- 砂糖 ¼ カップ
- ココナッツクリーム 大さじ 2
- ココナッツオイル 大さじ 2
- バニラエッセンス 小さじ ½

チョコレートグレーズ：

- ミニダークチョコレートチップ 大さじ 3
- ココナッツオイル 大さじ ½

方向

a) 中程度のボウルに、刻んだココナッツ、砂糖、ココナッツ クリーム、ココナッツ オイル、バニラをよく混ぜ合わせます。

b) 注ぎ口付きの電子レンジ対応ガラス製計量カップまたは電子レンジ対応の小さなボウルで、チョコレート チップとココナッツ オイルを混ぜ合わせます。チョコレートとオイルを電子レンジで 50% の出力で 30 秒ずつ、チョコレート チップが半分溶けるまで加熱します。

c) かき混ぜて完全に溶かし、よく混ぜます。

d) 冷凍庫からバーを取り出し、8 バーにカットします。準備した天板にバーを置き、チョコレートグレーズを上からかけます。

e) チョコレートが固まるまで、天板を冷凍庫にさらに 5 分ほど入れます。

f) すぐにお召し上がりいただくか、バーを冷蔵庫で最大 3 週間保管してください。

31. チェリーアーモンドビスコッティ

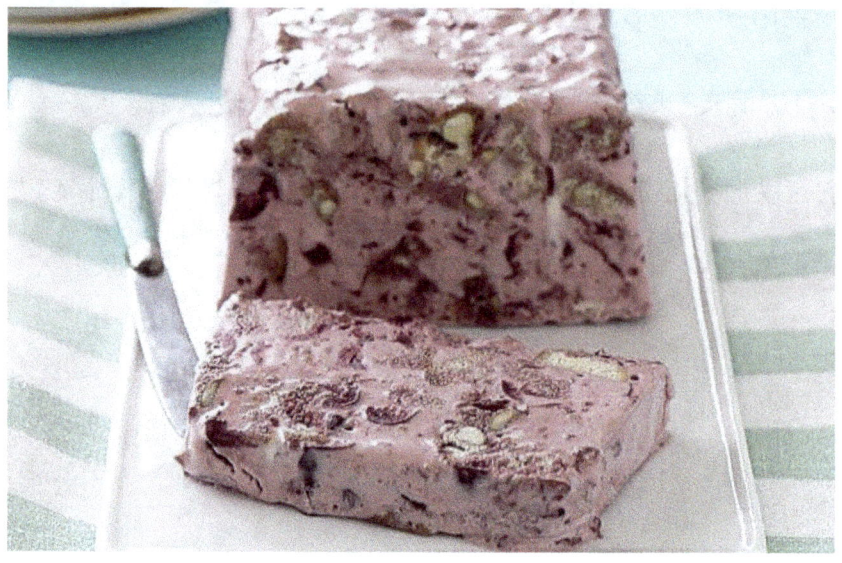

18 個のビスコッティを作ります

材料
- 中力粉 1 カップ
- 全粒粉 1 カップ
- 小さじ 1/2 のベーキングパウダー
- 小さじ 1/2 重曹
- 無塩バター 1/4 カップ
- 1/2 カップのグラニュー糖
- 1/4 カップのブラウンシュガー
- 卵 2 個
- バニラエッセンス 大さじ 1
- 3 オンスのアーモンド
- 2 オンスのドライチェリー、みじん切り

方向

a) 中程度のミキシング ボウルで、小麦粉、ベーキング パウダー、ベーキング ソーダを一緒にかき混ぜます。

b) 大きなミキシング ボウルで電動ミキサーを使用して、バターと砂糖をクリーム状になるまで混ぜます。卵を 1 つずつ加えます。

c) バニラと乾燥材料を加え、よく混ざるまで泡立てます。アーモンドとドライチェリーを加えます。

d) 生地を 2 等分します。準備した天板で、生地を 3 x 8 インチのパン 2 つに成形します。

e) パンが黄金色になるまで 30 〜 35 分焼きます。

f) パンを 45 度の角度で 1 インチ幅のスライスに切ります。

g) スライスを天板に戻し、カットしていない端に置きます。ビスコッティが完全に乾燥し、軽く焦げ目がつくまで、約 25 分間焼きます。

32. オートミールチョコチップクッキー

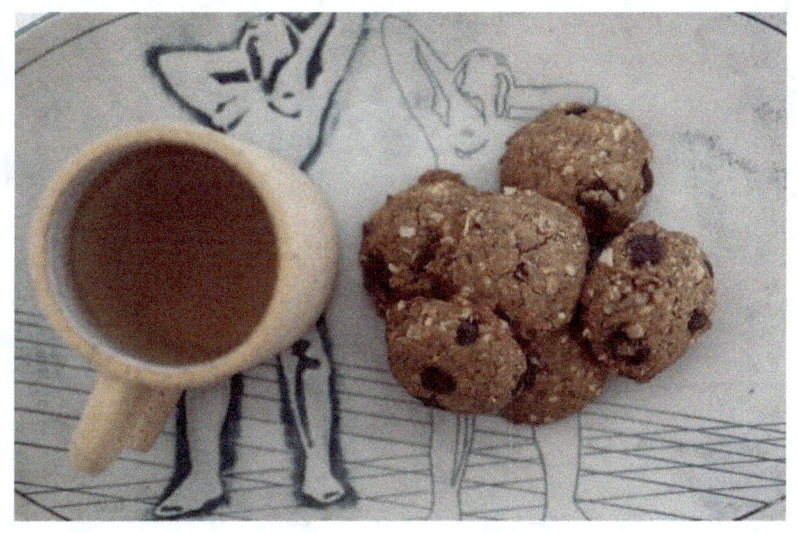

材料

- 中力粉 ½カップ
- 全粒粉 ½カップ
- ¾カップの昔ながらのクイッククッキングロールドオーツ
- 小さじ 1/2 のベーキングパウダー
- 小さじ 1/3 の重曹
- 3/4 カップのライトブラウンシュガー
- ½カップのキャノーラ油
- 卵 1 個
- 小さじ 1 杯のバニラエッセンス
- ダークチョコレートチップ 1/3 カップ

方向

a) オーブンを 350°F に予熱します。

b) 大きな天板に羊皮紙を敷きます。

c) 中程度のミキシング ボウルで、小麦粉、オーツ麦、ベーキング パウダー、ベーキング ソーダを混ぜ合わせます。

d) 大きなミキシングボウルで電動ミキサーを使用して、砂糖と油を一緒にクリーム状にします。

e) 卵とバニラを加えて混ぜます。

f) 乾いた混合物を湿った混合物に加え、叩いて混ぜ合わせます。

g) チョコレートチップを折り込みます。

h) 丸みを帯びた大さじでクッキー生地を天板に落とします。

i) クッキーをきつね色になるまで、約 25 分間焼きます。クッキーをワイヤーラックに移して冷まします。

33. 低塩コーンブレッドパイ

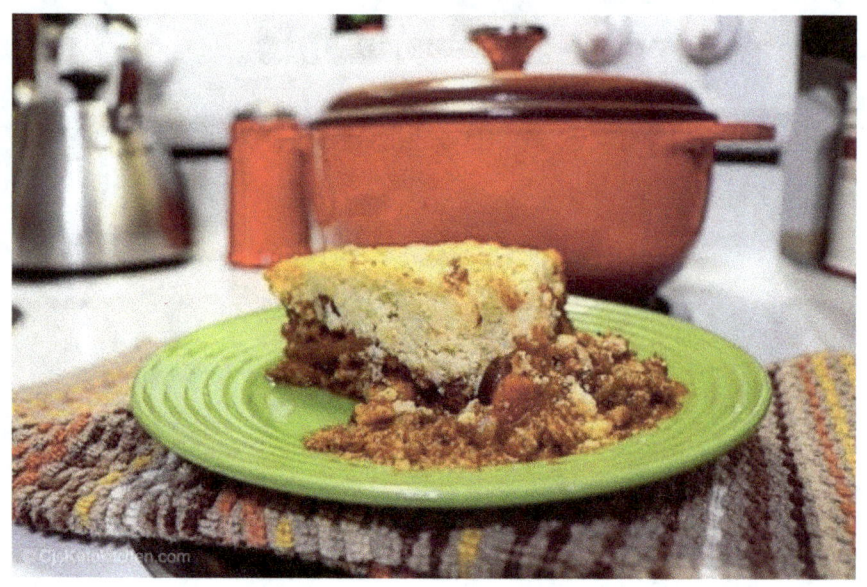

成分

- 1 ポンド 牛ひき肉、赤身
- 大ねぎ 各 1 個 -- みじん切り
- モックトマトスープ 各 1 個
- 塩と小さじ 3/4 の黒コショウ
- チリパウダー 大さじ 1
- 冷凍カーネルコーン 12 オンス
- ½ カップ ピーマン -- みじん切り
- ¼ カップのコーンミール
- 砂糖 大さじ 1
- 中力粉 大さじ 1
- ベーキングパウダー 小さじ 1½
- 2 卵白 -- よく泡立てる
- 1/2 カップ 2% ミルク
- ベーコンドリップ 大さじ 1

方向

a) コーンブレッドパイ：フライパンで牛ひき肉とみじん切りにした玉ねぎを混ぜ合わせます。

b) よく茶色にします。トマトスープ、水、コショウ、チリパウダー、コーン、刻んだピーマンを加えます。よく混ぜて 15 分煮込みます。

c) 油を塗ったキャセロールに変えます。コーンブレッド（下）を上に乗せて中火（350〜F）のオーブンで 20 分焼きます。

d) コーンブレッドのトッピング：コーンミール、砂糖、小麦粉、ベーキング パウダーを一緒にふるいにかけます。よく溶いた卵、牛乳、ベーコンのドリップを加えます。牛肉の混合物に変わります。

34. チョコレートスフレケーキ

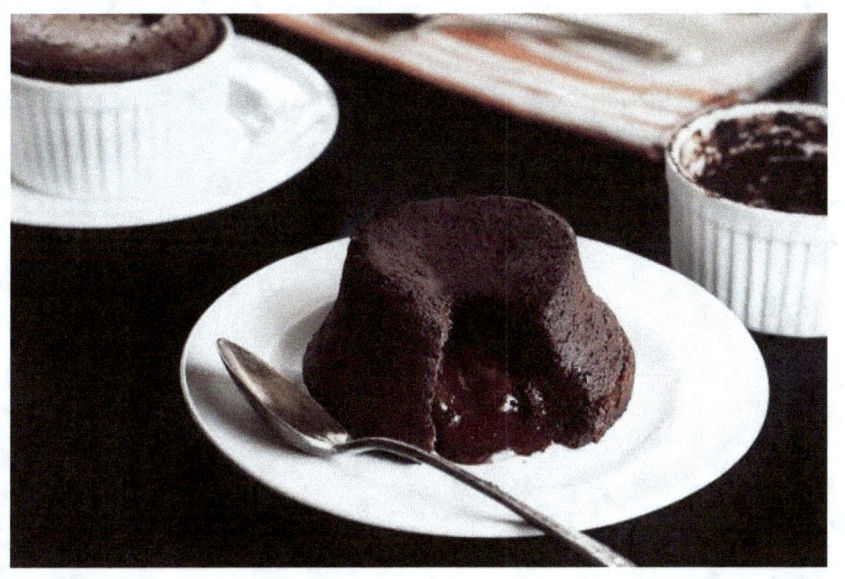

収量: 8人前

成分

- ノンスティック植物油
- 噴射
- 砂糖 大さじ 14
- クルミ 2/3 カップ -- トースト
- 無糖ココアパウダー 1/2 カップ
- 植物油 大さじ 3
- 卵白 大 8 個
- 塩ひとつまみ
- 粉砂糖

方向

a) 植物油スプレーで鍋と紙を広げます。鍋に砂糖大さじ 2 をふりかけます。プロセッサーで大さじ 2 杯の砂糖でナッツを細かく粉砕します。ナッツ混合物を大きなボウルに移します。大さじ 10 杯の砂糖とココアを混ぜてから、オイルを混ぜます。

b) 電動ミキサーを使用して、大きなボウルに卵白と塩を入れ、柔らかい角が立つまで泡立てます。ホワイトを 3 回に分けてココア混合物に入れます。準備したパンにバッターをスプーンで入れます。滑らかなトップ。

c) ケーキパフとテスターを中央に挿入し、湿ったパン粉が付着した状態で出てくるまで、約 30 分間焼きます。

35. 羊飼いの七面鳥のパイ

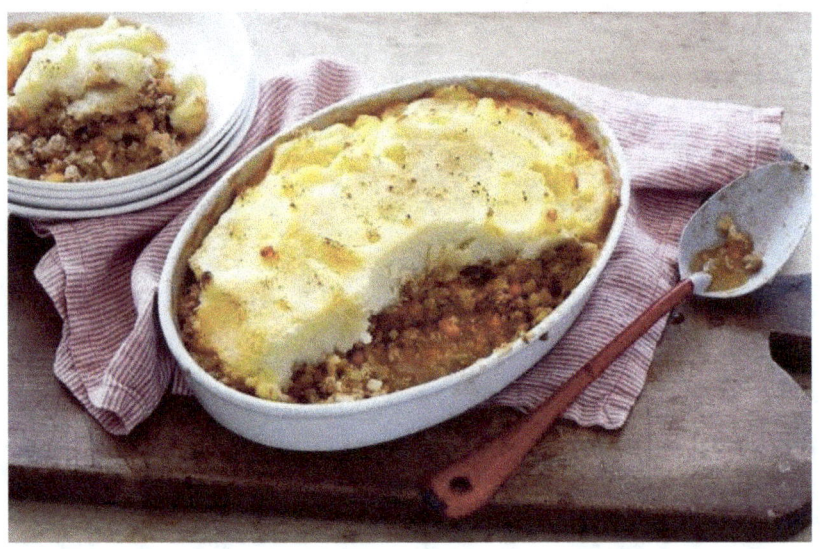

収量: 6 人前

成分

- 玉ねぎ 2 個（みじん切り）
- 植物油 大さじ 2
- 4 カップ 七面鳥 / 鶏肉、調理済み、みじん切り
- 全粒粉 $\frac{1}{4}$ カップ
- チキンストックまたはブイヨン 2 カップ
- ニンジン 2 カップ; スライス、蒸し
- 2 カップ トマト/缶詰、皮をむき、さいの目に切ったもの
- ドライタイム 小さじ $\frac{1}{2}$
- 乾燥ローズマリー 小さじ $\frac{1}{2}$
- 6 じゃがいも; 煮た、すりつぶした

方向

a) 大きな鍋で玉ねぎを油で 5 分間炒めます。七面鳥（または鶏肉）を追加します。小麦粉をまぶし、かき混ぜてなじませる。チキンストック、ニンジン、トマト、タイム、ローズマリーを加えます。

b) とろみがつくまで中火で煮る。軽く油を塗った 3 クォートのキャセロールに注ぎます。じゃがいもを上に広げます。375 F のオーブンで 20 〜 30 分間、または焼き色がつくまで焼きます。

36. シルキーココアクリーム

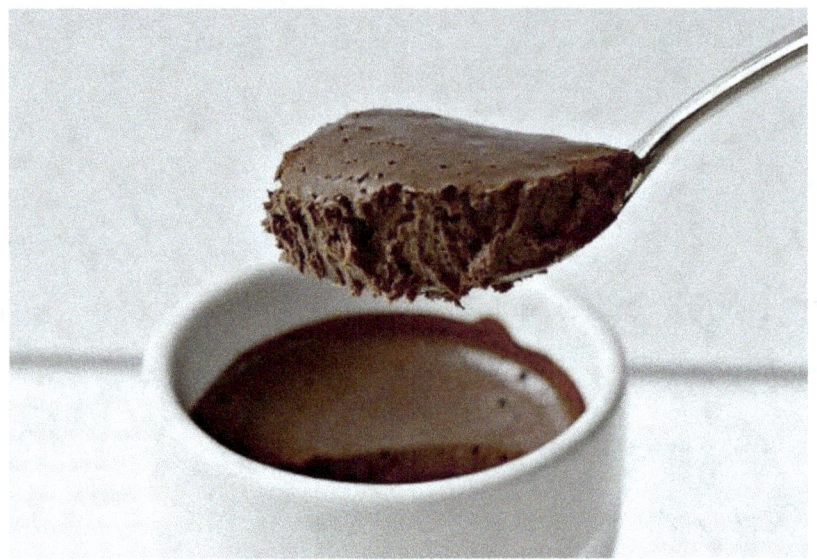

収量: 8人前

成分

- 無香料ゼラチン 1 パック
- $\frac{1}{4}$ カップ冷水
- $\frac{1}{2}$ カップ砂糖
- ハーシーズ ココア 1/3 カップ
- スキムミルク $\frac{3}{4}$ カップ
- 低脂肪部分脱脂リコッタ チーズ 1/2 カップ
- バニラエッセンス 小さじ 1
- 乳製品を含まないホイップトッピング 1/2 カップ
- 新鮮なイチゴ

方向

a) 小さなボウルに、水にゼラチンをふりかけます。2 分間放置して柔らかくします。中程度の鍋で、砂糖とココアをかき混ぜます。牛乳をかき混ぜます。混合物が非常に熱くなるまで、中火で絶えずかき混ぜながら調理します。ゼラチン混合物を追加します。ゼラチンが完全に溶解するまで攪拌します。混合物をミディアムボウルに注ぎます。

b) ブレンダーまたはフードプロセッサーのボウルで、リコッタチーズとバニラを滑らかになるまでブレンドします。ホイップトッピングにかき混ぜます。

c) 徐々にココア混合物に折ります。すぐに 2 カップ型に流し込みます。固まるまで約 2〜3 時間冷蔵します。サービングプレートに型から外します。お好みでいちごを添えて。

37. さつまいもとりんご

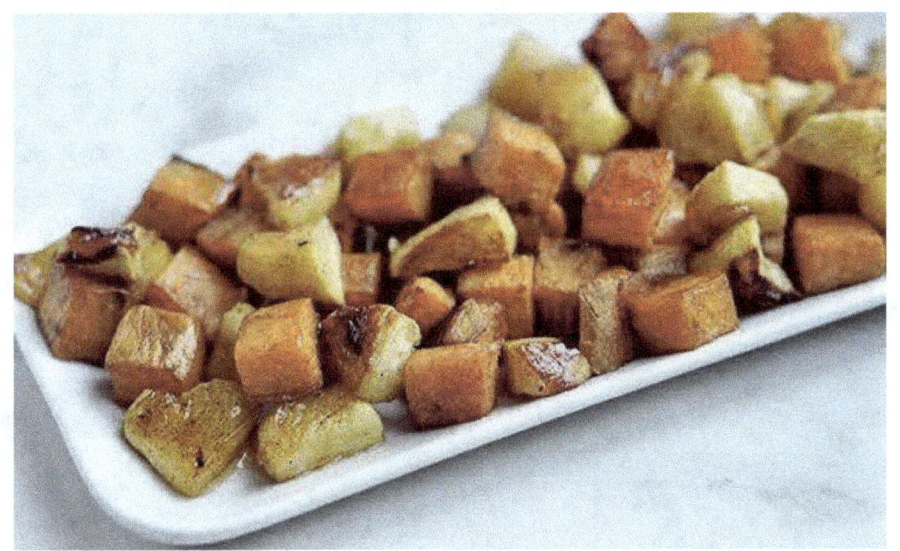

収量: 4人前

成分

- 12オンスの調理済みサツマイモ、
- 皮をむく -- 縦にスライスする
- 薄切りに
- 皮をむき、半分に切った甘いリンゴ2個
- 薄く切る
- スライス
- $\frac{1}{4}$カップ 冷凍オレンジジュース
- 濃縮 -- 解凍
- 水 $\frac{1}{4}$カップ
- 砂糖 小さじ6
- 生姜 小さじ$\frac{1}{8}$
- 小さじ$\frac{1}{4}$ 挽いたシナモン
- 小さじ$\frac{1}{8}$ ナツメグ
- 大さじ1プラス
- マーガリン小さじ1

方向

a) オーブンを 350 度に予熱します。焦げ付き防止のクッキングスプレーを吹き付けたグラタン皿に、サツマイモとリンゴのスライスを交互に並べます。

b) オレンジジュース、水、砂糖、スパイスを混ぜます。混合物をじゃがいもとりんごに均等に注ぎます。マーガリンを塗り、ふたをせずに 1 時間焼きます。

38. ベーキングミックス、減塩

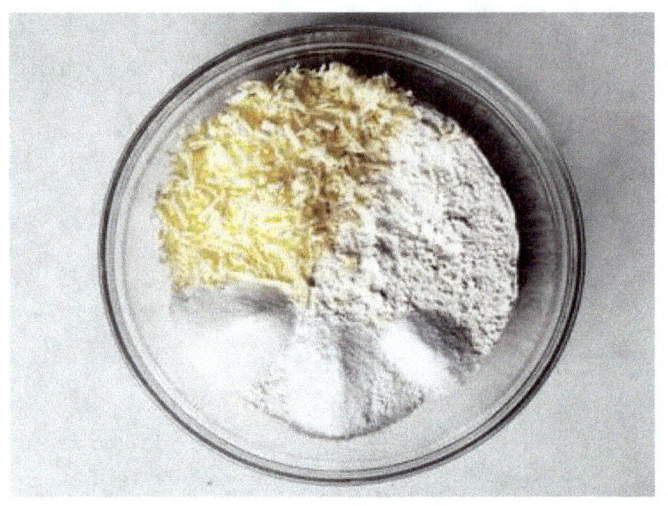

収量：12 食分

成分

- 小麦粉 9 カップ
- 砂糖 $\frac{1}{4}$ カップ
- 低ナトリウムベーキングパウダー 1/2 カップ
- 植物油 $1\frac{1}{4}$ カップ

方向

a) 大きなボウルに小麦粉、ベーキングパウダー、砂糖を 2 回ふるいにかけます。

b) 混合物が粗いコーンミールのテクスチャーになるまで、ペストリーブレンダーを使用して油をゆっくりと加えます。密閉容器に入れて室温または冷蔵庫で保管してください。

c) ミックスは室温で 2 か月、冷蔵庫でより長く保存できます。

d) 混合物をカップに軽くスプーンで入れ、ナイフまたはへらで平らにします。

メインディッシュ

39. 減塩チキンスープ

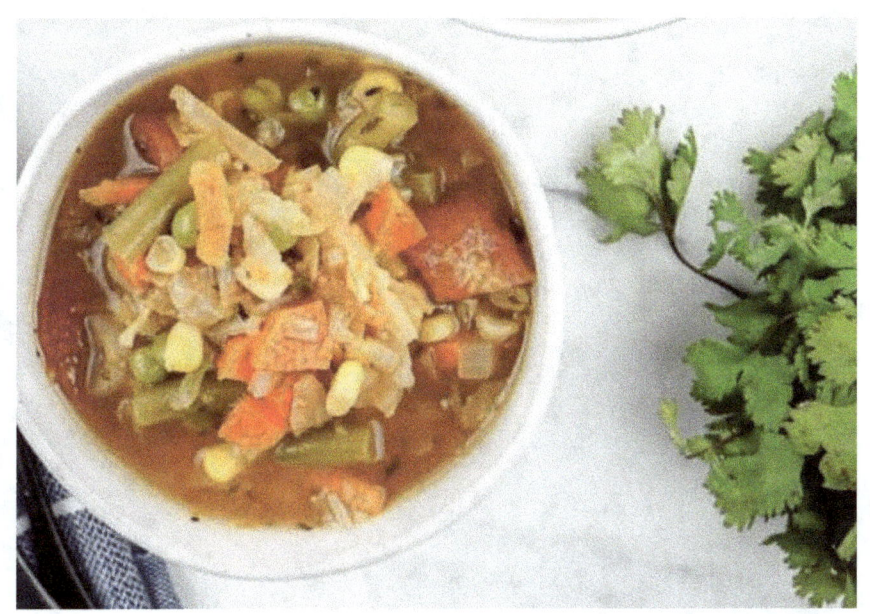

収量: 8人前

材料

- 3ポンドのフライドチキン
- ½カップドライシェリー
- ½カップ みじん切りネギ
- トマトのみじん切り 2カップ
- コーン粒 1カップ
- さいの目に切ったサツマイモ ½カップ
- 殻付きエンドウ豆 1/2 カップ
- 大さじ 2 みじん切りの新鮮なチャイブ
- フレッシュバジルのみじん切り 小さじ 1
- 新鮮なタラゴンのみじん切り 小さじ ½
- 脱脂チキンストック 6 カップ

方向

a) 大きなストックポットまたはダッチ オーブンを中強火にかけ、鶏肉をシェリー酒で両面を焼き色がつくまで (約 10 分) 焼きます。鍋から取り出し、脇に置きます。

b) ねぎ、トマト、とうもろこし、さつまいもを加え、鍋に残った煮汁で 5 分ほど炒める。鍋が乾いたら、少量の水を加えてください。

c) えんどう豆、チャイブ、バジル、タラゴン、チリを加えて **5** 分煮ます。だし汁、水、鶏肉を入れる。沸騰したら中火にし、蓋をして **45** 分煮る。

40. 鶏胸肉のロースト

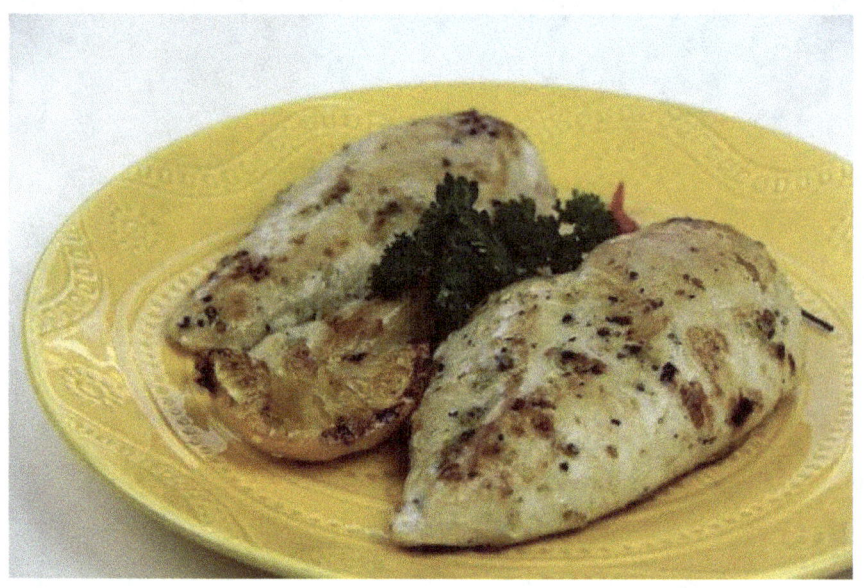

サーブ 4

材料
- 1 (4 ポンド) 丸鶏
- 半分に切ったレモン 2 個
- にんにく大 6 片
- 無塩バター 大さじ 1
- ディジョンマスタード 大さじ 4
- フレッシュタイムのみじん切り 大さじ 1
- 小さじ 1/2 の挽きたてのコショウ
- 低ナトリウムチキンブロス 3/4 カップ
- 1/2 カップ辛口白ワイン
- 低脂肪サワークリーム 大さじ 3
- 細かく刻んだ新鮮なチャイブ 大さじ 1

方向

a) 鋳鉄製のフライパンなど、オーブン対応の大きなフライパンに鶏肉を入れます。レモンとにんにくを鶏肉のくぼみに入れます。胸の皮の下にバターをこすりつけます。鶏肉の外側に大さじ 2 杯のマスタードをまぶす。鶏肉にタイムとコショウをふりかけます。

b) 鶏肉をオーブンで 50〜60 分焼き、

c) 中強火でフライパンをストーブに置きます。にんにくをナイフの側面でつぶし、フライパンのドリップに加えます。ブロスとワインを加えて 3 分間調理します。

d) サワークリームを入れてかき混ぜ、少しとろみがつくまで約 1 分間煮ます。マスタードとチャイブの残りの 2 杯をかき混ぜます。

41. 鶏肉のトマトソース煮込み

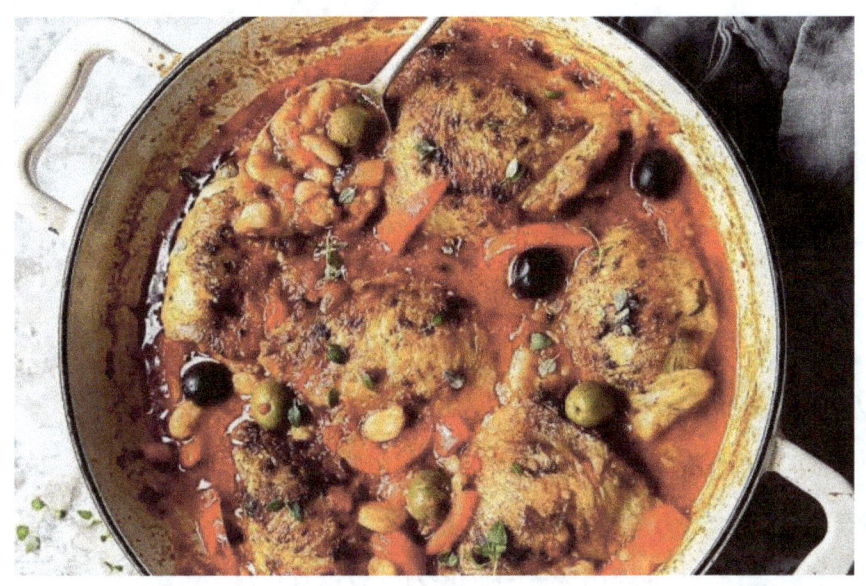

サーブ 6

材料

- オリーブオイル 大さじ 2
- 皮なし鶏もも肉 6 枚
- 小さじ 1/2 の挽きたてのコショウ
- 中玉ねぎ 1 個、さいの目に切った
- みじん切りにしたにんにく 3 片
- $\frac{1}{4}$ カップ辛口白ワイン
- 減塩チキンスープ 2 カップ
- 水気を切ったケッパー 大さじ 2
- 1/4 カップ スライスした種の入った硬化グリーン オリーブ
- 新鮮なオレガノのみじん切り 大さじ 1
- 1 缶 さいの目に切った無塩トマト、果汁付き
- みじん切りの新鮮なフラットリーフ パセリ 大さじ 2 杯

方向

a) 大きなフライパンで油を中火から強火で加熱します。鶏肉にコショウをふりかけ、フライパンに加え、一度ひっくり返しながら両面に焼き色がつくまで、合計約 4 分間調理します (必要に応じて鶏肉を数回に分けて調理し、鍋が過密になるのを防ぎます)。鶏肉を皿に移します。

b) 熱を中程度に下げます。玉ねぎとにんにくをフライパンに加え、よくかき混ぜながら、玉ねぎがしんなりするまで 4 分ほど煮る。

c) ワインを入れて煮込み、鍋の底から焦げ目がついた部分をかき混ぜてこすり落とし、液体が約半分になるまで約 3 分間煮ます．スープ、ケッパー、オリーブ、オレガノ、トマトをジュースと一緒に加えます。

d) 弱めの中火にし、鶏もも肉を鍋に戻し、タレをかける。鶏肉が完全に火が通るまで、蓋をせずに約 20 分間煮込みます。

e) 鶏肉にソースをスプーンでかけ、パセリを添えてサーブします。

42.鶏肉と野菜の中華炒め

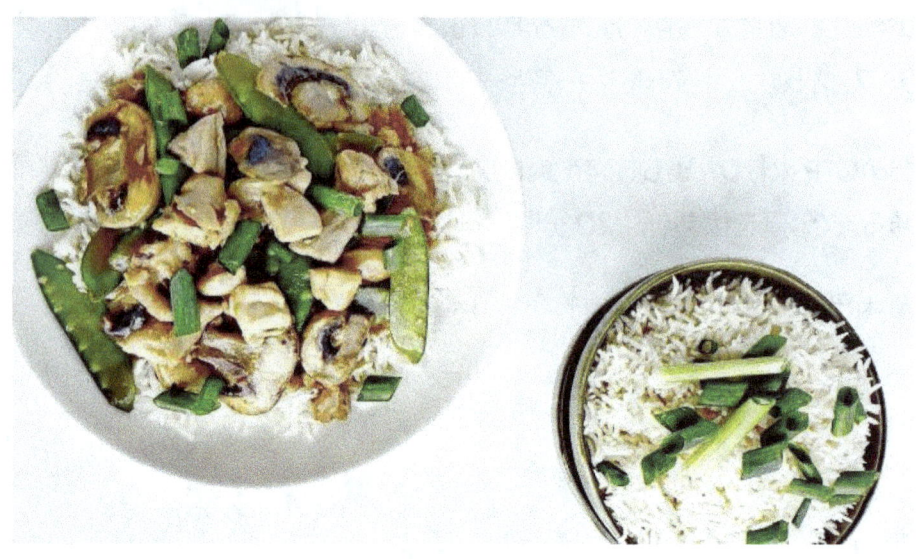

サーブ 6

材料

- 中華料理酒 大さじ 3
- 減塩しょうゆ 大さじ 4
- コーンスターチ 大さじ 1
- 1 ポンドの皮と骨のない鶏の胸肉
- 水 大さじ 5
- 蜂蜜 大さじ 2
- 無味米酢 大さじ 2
- みじん切りにしたにんにく 2 片
- 皮をむいた生姜のみじん切り 大さじ 1
- 植物油 大さじ 1
- 細かく刻んだブロッコリーの小花 2 カップ
- 中玉ねぎ 1 個、さいの目に切った
- にんじん（中）2 本（皮をむいてさいの目に切る）
- 緑のキャベツ 5 カップ、みじん切り
- 2 カップのサヤエンドウ
- ねぎ 3 本、薄切り、飾り用

方向

a) 中くらいのボウルに、ワイン、大さじ 2 杯の醤油、コーンスターチを混ぜ合わせてマリネを作ります。鶏肉を加えて炒め、衣をつけます。

b) 小さなボウルに残りの醤油大さじ 2、水大さじ 3、はちみつ、酢、にんにく、しょうがを入れて混ぜ合わせる。

c) 大きな焦げ付き防止のフライパンまたは中華鍋で油を中火から強火で加熱します。ブロッコリー、タマネギ、ニンジン、残りの大さじ 2 の水を加えます。キャベツとサヤエンドウを加え、さらに 2 分煮る。

d) 鶏肉をマリネと一緒にフライパンに加え、時々かき混ぜながら、火が通るまで約 3 分間加熱します。

e) ソースの混合物を加え、野菜を鍋に戻します

43. バターミルクチキンのオーブン焼き

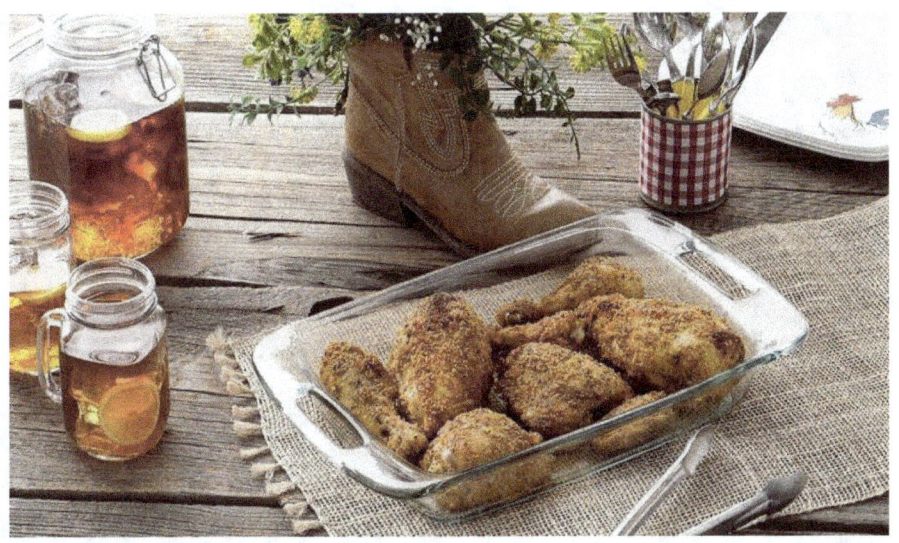

サーブ 6

材料
- 低脂肪バターミルク 2/3 カップ
- パプリカ小さじ 1
- 小さじ½のカイエンペッパー
- 小さじ½ガーリックパウダー
- オニオンパウダー 小さじ½
- 小さじ 1/2 の挽きたてのコショウ
- 1 (3.5 ポンド) の丸ごと鶏肉を 8 ピース (胸、もも、もも、手羽先) に切る
- 中力粉 ½カップ
- 砕いたコーンフレーク 4 カップ

方向

a) 大きなボウルに、バターミルク、パプリカ、カイエン、ガーリック パウダー、オニオン パウダー、コショウを入れます。鶏肉を加えて裏返します。鶏肉にふたをして、少なくとも 1 時間、できれば一晩冷蔵します。

b) オーブンを 425°F に予熱します。

c) 大きな天板にワイヤーラックを置きます。

d) 小麦粉と砕いたコーンフレークを別々の浅いボウルに入れます。

e) バターミルク混合物から鶏肉を取り出し、余分な水分をボウルに戻します。鶏肉に小麦粉をまぶします。小麦粉をまぶした鶏肉をバターミルクの混合物に戻し、次にコーンフレークに浸し、転がして鶏肉を完全にコーティングします.

f) 鶏肉を金網の上に置き、オーブンで焼き色がつくまで約 30 分焼きます。熱いうちに。

44. フェタチーズ入りギリシャトルコバーガー

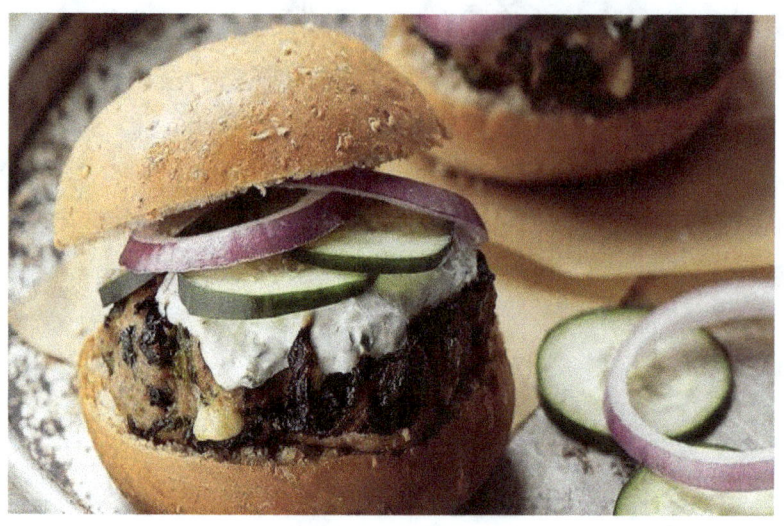

サーブ 4

材料
- 赤身の七面鳥肉 1¼ポンド
- 溶き卵 1 個
- みじん切りにした赤玉ねぎ 1/2 個と、サービング用の赤玉ねぎの薄切り 4 個
- 新鮮なパセリのみじん切り 大さじ 2
- カラマタオリーブのみじん切り 大さじ 2
- 新鮮なオレガノのみじん切り 小さじ 2
- にんにく 1 片（みじん切り）
- 小さじ 1/2 の挽きたてのコショウ
- トーストした全粒粉ハンバーグ 4 個
- ベビーほうれん草の葉 4 握り
- スライスした大きなトマト 1 個

方向

a) 大きなミキシング ボウルに、七面鳥肉、卵、玉ねぎのみじん切り、パセリ、オリーブ、オレガノ、にんにく、コショウを入れてよく混ぜます。混合物を、厚さ約 1/2 インチの 4 つの同じサイズのパテに形作ります。

b) バーベキューまたはグリルを中火から強火に加熱するか、焦げ付き防止のフライパンを中火から強火に加熱します。ハンバーグを片面約 4 分間、表面に焼き色がつくまで焼きます。

c) ほうれん草、トマト、赤玉ねぎのスライスを添えて、パンの中にハンバーガーを添えます。必要に応じて、マヨネーズ、ケチャップ、またはマスタードなどの調味料を提供します。

45. 七面鳥のたたきカツレツ

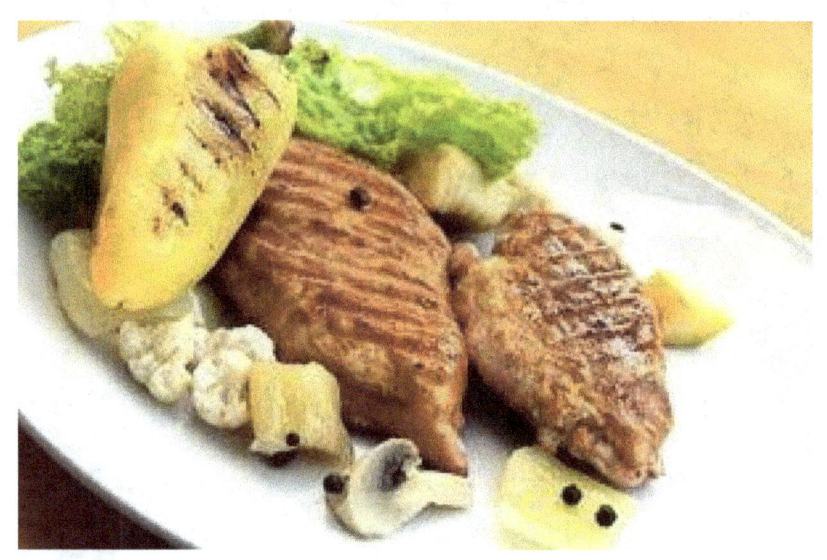

サーブ 4

材料
- $\frac{1}{4}$ カップのフレッシュオレンジジュース
- バルサミコ酢 大さじ 2
- 減塩しょうゆ 大さじ 1
- 蜂蜜 大さじ 1
- 新鮮なローズマリーのみじん切り 小さじ 2
- にんにく 1 片（みじん切り）
- 小さじ 1/2 の挽きたてのコショウ
- 1 ポンドの皮なし七面鳥の胸肉のカツレツ、厚さ約 $\frac{1}{2}$ インチにカット
- クッキングスプレー

方向

a) 中くらいのボウルにオレンジジュース、酢、醤油、はちみつ、ローズマリー、にんにく、こしょうを入れてよく混ぜます。

b) ボウルにカツレツを加え、回して衣をつけます。15 分間放置します。

c) ノンスティック スキレットにクッキング スプレーを吹き付け、中火で加熱します。マリネからカツレツを取り出し、マリネを取っておき、一度裏返して、両面に焼き色がつき、8〜10 分調理します。カツレツを皿に移し、保温します。

d) 予約したマリネをフライパンに加えて沸騰させます。頻繁にかき混ぜながら、ソースが濃い釉薬になるまで 5 〜 7 分煮込みます。

e) ソースをかけたカツレツを提供します。

46. ローストポークテンダーロイン

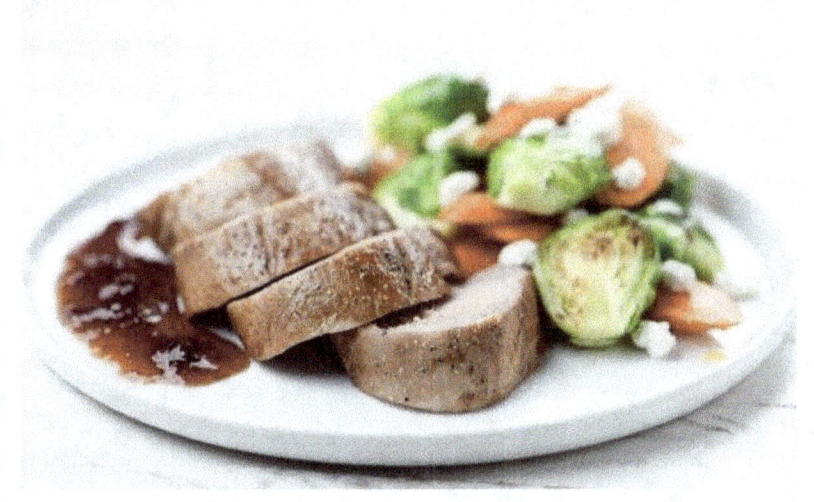

サーブ 4

材料
- 1 (1 ポンド) 豚ヒレ肉
- エルブ・ド・プロヴァンス 大さじ 1
- 小さじ 1/2 の挽きたてのコショウ
- いちじくジャム 1/3 カップ
- はちみつ 1/2カップ
- 減塩しょうゆ 大さじ 2
- 米酢 大さじ 1

方向

a) テンダーロインにハーブ・ド・プロヴァンスとコショウで味付けします。

b) 小鍋にジャム、はちみつ、醤油、酢を入れて中火にかけます。沸騰したら火から下ろします。

c) 釉薬の半分を小さなボウルに移し、取っておきます。残りの釉薬を使用して、ボウルまたは大きな密閉可能なビニール袋のいずれかで、冷蔵庫で 1 時間、肉をマリネします。

d) オーブンを 425°F に予熱します。

e) マリネからテンダーロインを取り出し、マリネを捨て、ロースト ラックまたはロースト パンにテンダーロインを置きます。オーブンで約 15 分間、またはインスタント読み取り温度計で内部温度が 145°F に達するまで調理します.

f) 肉をまな板に移し、ホイルでゆるくテントを張り、10分間放置します。

g) その間、残りのグレーズを中火から強火にかけて小鍋で煮込みます。グレーズが厚くなるまで、中火から弱火に落として5〜10分煮ます。

47. ペッパーコーンソースのポークチョップ

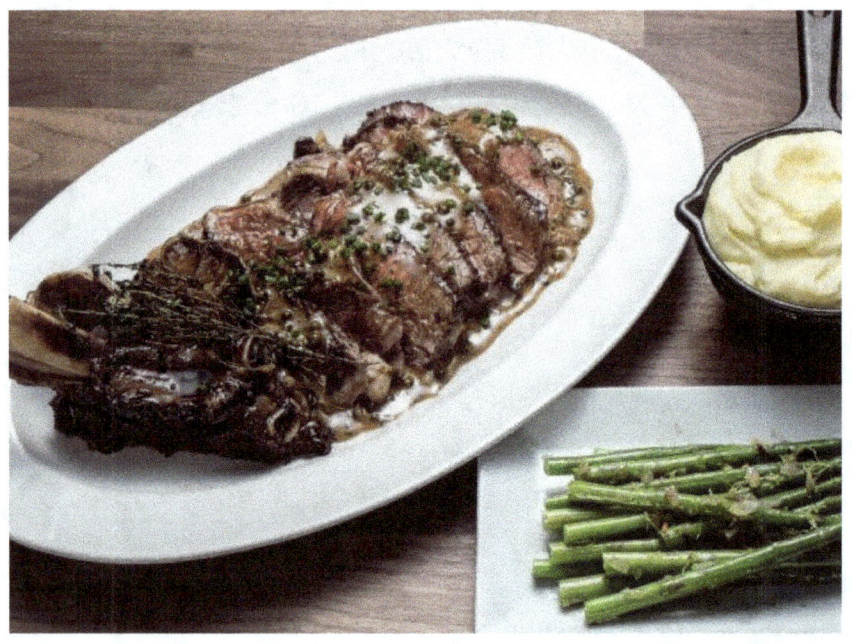

サーブ 4

材料
- 骨なしポークチョップ 4 枚
- 小さじ 1/2 の挽きたてのコショウ
- 中力粉 大さじ 3
- エキストラバージンオリーブオイル 大さじ 2
- エシャロット 中 1 個（みじん切り）
- つぶしたにんにく 1 片
- $\frac{1}{2}$ カップのブランデー
- 低脂肪サワークリーム $\frac{1}{4}$ カップ
- 低ナトリウムチキンブロス 大さじ 2
- 塩水に大さじ 2 杯のピーマン

方向

a) ポークチョップの両面にコショウをまぶし、小麦粉をまぶします。

b) 大きなフライパンで油を中火から強火で加熱します。ポークチョップを加えて一度ひっくり返して、焦げ目がついて火が通るまで片面約 3 分（パンがいっぱいになるのを避けるために、チョップを 2 回に分けて調理する必要があるかもしれません）．焼きあがったチョップをお皿に並べ、アルミホイルでゆるく広げます。

c) 弱めの中火にし、エシャロットとにんにくを鍋に加え、よくかき混ぜながら、エシャロットが柔らかくなるまで約 3 分間煮ます。

d) ブランデーを鍋に加え、頻繁にかき混ぜながら、ほとんどのブランデーが蒸発するまで 2 分間調理します。

e) サワークリーム、ブロス、胡椒を入れてかき混ぜます。ソースがとろみが出てよく混ざるまで、かき混ぜながら煮ます。

48. 中華風豚肉炒め

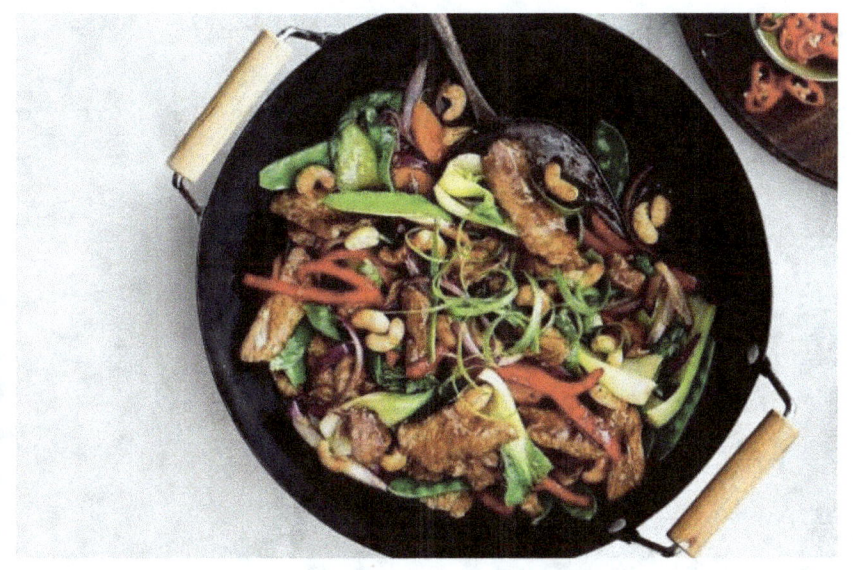

サーブ 4

材料
- キャノーラ油 小さじ 2
- アジアンごま油 小さじ 1
- 1 (1 ポンド) の豚ヒレ肉、1 × 2 インチのストリップにカット
- みじん切りにしたにんにく 2 片
- 皮をむいた生姜のみじん切り 小さじ 1
- 小さじ 1 杯のチリペースト
- 赤ピーマン 1 個、種を取り、細切りにする
- 低ナトリウムチキンスープ $\frac{1}{4}$ カップ
- 減塩醤油 大さじ $1\frac{1}{2}$
- 天然無塩ピーナッツバター 大さじ 1
- ねぎ 4 本、薄切り

方向

a) 中程度の強火で大きな焦げ付き防止のフライパンで油を加熱します。豚肉、にんにく、生姜、唐辛子のペーストを加え、よくかき混ぜながら約 2 分間煮る。

b) ピーマンを加え、かき混ぜながら、ピーマンが柔らかくなり始めるまで、さらに約 2 分煮ます。

c) スープ、醤油、ピーナッツ バターを入れて沸騰させます。火を弱め、かき混ぜながら、ソースにとろみがつき始めるまで、さらに約1分ほど煮ます。

d) ネギをかき混ぜて、すぐに出してください。

49. ポークのたたき メダリオン

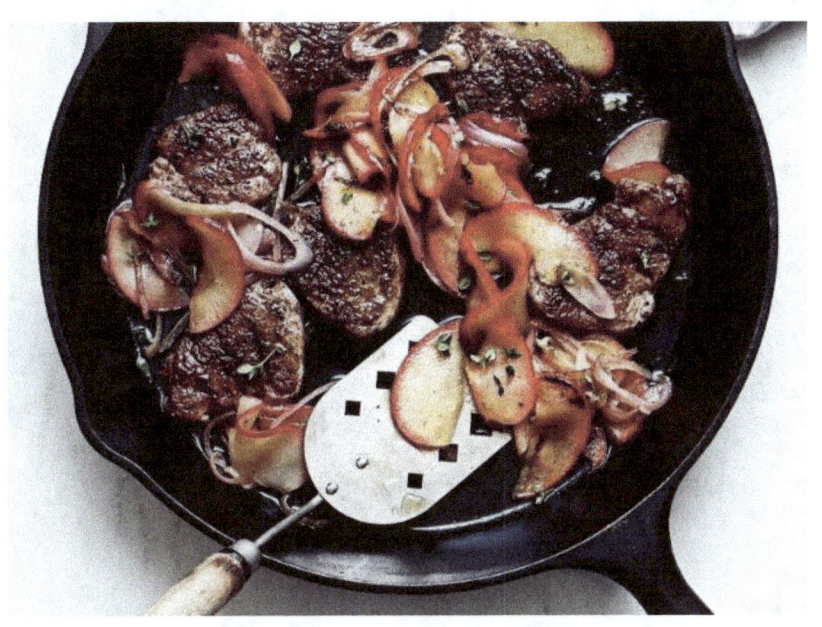

サーブ 4

材料
- オリーブオイル 大さじ 2
- 骨なし豚のセンターカット メダリオン 4 枚
- 小さじ 1/2 の挽きたてのコショウ
- エシャロット 中 2 個（スライス）
- りんご酢 大さじ 2
- 無塩バター 大さじ 1
- りんご（中）1 個
- 薄くスライスした新鮮なセージの葉 大さじ 2
- 低ナトリウムチキンスープ $\frac{1}{2}$ カップ
- 全粒マスタード 大さじ 1

方向

a) 中程度の強火で大きな焦げ付き防止のフライパンで油を加熱します。豚肉のメダリオンの両面にコショウをまぶします。

b) メダリオンを熱したフライパンで片面約 4 分間、焼き色がつくまで一度ひっくり返して調理します。メダリオンをプレートに移し、アルミホイルでゆるくテントを張ります。

c) 火を中火に弱め、エシャロットをフライパンに加え、蓋をして、エシャロットが柔らかくなるまで約 5 分間調理します．

d) 酢を加えて鍋の釉薬を取り除き、かき混ぜて底から焦げた部分をこすり落とします。エシャロットを小さなボウルに移します。

e) 中火に上げ、バター、リンゴのスライス、セージを加えます。りんごがきつね色になるまで、よくかき混ぜながら 3 〜 4 分調理します。

f) スープとマスタードを加えてよくかき混ぜます。りんごがかなり柔らかくなるまで、さらに約 2 分煮込みます。

g) エシャロットをフライパンに戻し、ソースがとろみがつくまで約 2 分間煮ます。

50. 新鮮なサルサを添えたグリル ステーキ タコス

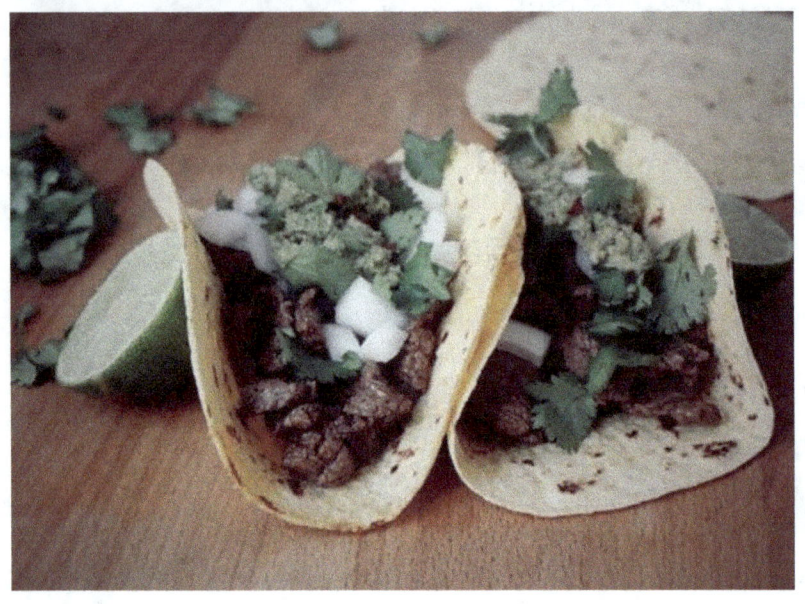

サーブ 4

材料

ステーキの場合：
- チリパウダー 大さじ 1
- ブラウンシュガー 小さじ 1
- 小さじ 1 杯の挽いたクミン
- 乾燥オレガノ 小さじ 1
- 小さじ 1/2 の挽きたてのコショウ
- シナモン 小さじ $\frac{1}{8}$
- 1 (1 ポンド) フランク ステーキ、トリム
- サルサ
- タコス

方向

a) バーベキューまたはグリルを中火から強火に予熱します。

b) ボウルにチリパウダー、砂糖、クミン、オレガノ、コショウ、シナモンを入れて混ぜる。スパイス混合物をステーキにこすりつけます。

c) ステーキを一度ひっくり返して、好みの焼き加減になるまでグリルします。ミディアムレアの場合は片面約 8 分です。

d) ステーキをまな板に移し、ホイルでゆるくテントを張り、10 分間休ませます。

51. オヒョウのグリル マンゴーサルサ添え

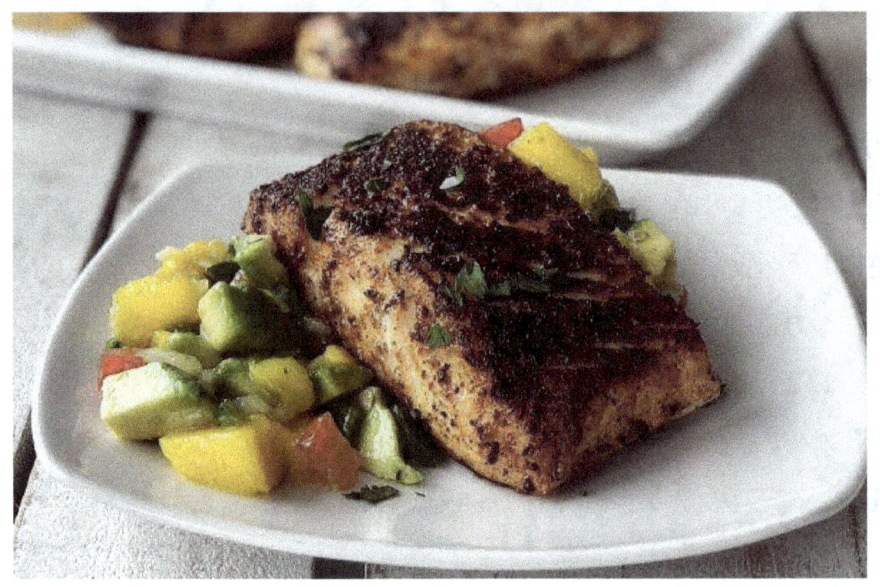

サーブ 4

材料

- 中くらいのマンゴー 2 個、種を取り、皮をむき、角切りにする
- 中型の赤ピーマン 1 個、種を取り、さいの目切りにする
- ネギ 2 本、薄切り
- ハラペーニョ 2 個、種を取り、さいの目切りにする
- にんにく 1 片（みじん切り）
- ライム 2 個分のジュース
- 新鮮なオレガノのみじん切り 大さじ 1

方向

a) 中程度のミキシング ボウルで、すべての材料を混ぜ合わせます。

b) よくかき混ぜ。

52. サーモンのたたきとシラントロ ペスト添え

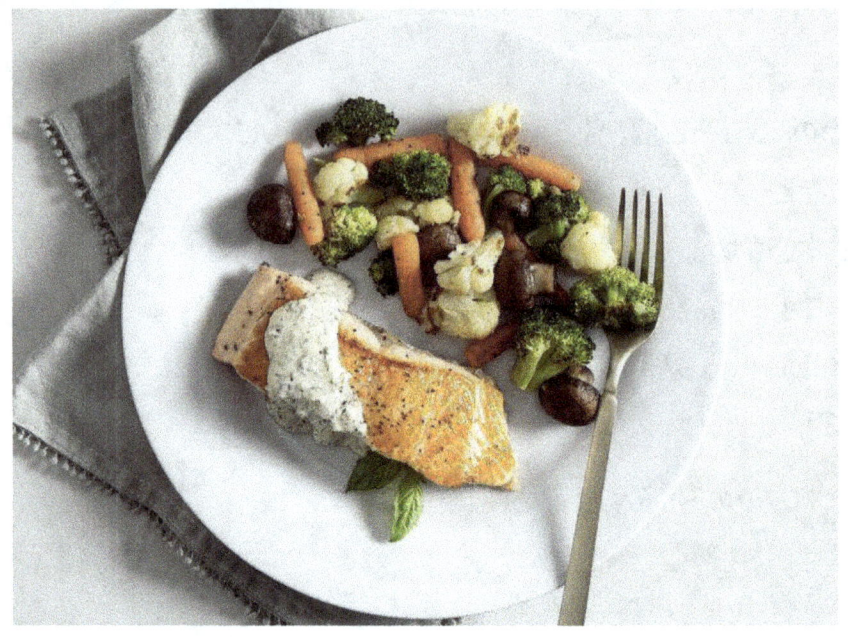

サーブ 4

材料
ペストの場合：
- にんにく 2 片
- 新鮮なコリアンダーの葉 1 カップ
- すりおろしたパルメザンチーズ 1/3 カップ
- 小さじ 1 杯のライムの皮
- フレッシュライムジュース 大さじ 2
- オリーブオイル 大さじ 2

魚の場合：
a) クッキングスプレー
b) 4 (6 オンス) サーモンの切り身、皮付き
c) 小さじ 1/4 の挽きたてのコショウ

方向
ペストを作るには：

a) にんにくをフードプロセッサーに入れ、みじん切りにする。コリアンダー、チーズ、ライムの皮、ライム ジュースを加え、細かく刻むまでパルスします。

b) プロセッサーが作動している状態で、よく混ざるまでオイルを少しずつ注ぎます。

魚を作るには：

c) 焦げ付き防止のフライパンにクッキング スプレーを塗り、中火から強火にかけます。サーモンに胡椒をふり、皮を下にしてフライパンに並べます。皮が茶色くなり始めるまで、サーモンを 5 〜 6 分調理します。

d) 魚をひっくり返し、魚が完全に調理され、フォークで簡単にフレーク状になるまで、約 6 分ほど反対側を調理します．

e) 上にペストの塊を添えてすぐに出してください。

53. ピーカンナッツをまぶしたハニーディジョンサーモン

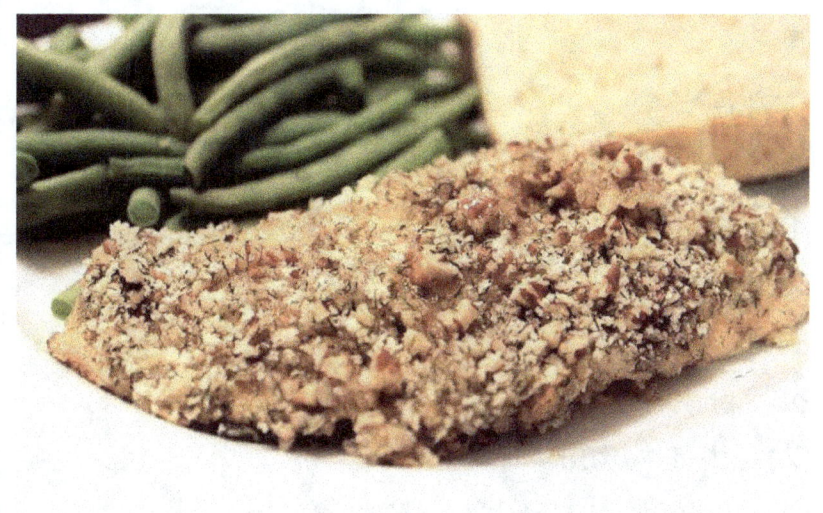

サーブ 6

材料

- クッキングスプレー
- ディジョンマスタード 大さじ 3
- オリーブオイル 大さじ 1
- 蜂蜜 大さじ 1
- 細かく刻んだピーカン $\frac{1}{2}$ カップ
- 焼きたてのパン粉 $\frac{1}{2}$ カップ
- 6 (4 オンス) のサーモンの切り身
- みじん切りにした新鮮なパセリ 大さじ 1（飾り用）

方向

a) オーブンを 400°F に予熱します。

b) 大きなグラタン皿にクッキングスプレーを軽くスプレーします。

c) 小さなボウルに、マスタード、オイル、蜂蜜を混ぜます。

d) 別の小さなボウルに、ピーカンナッツとパン粉を混ぜます。

e) 大きな天板にフィレを並べます。最初にフィレにハニーマスタードの混合物を塗り、次にペカンの混合物を均等に分けて上に塗ります．

f) サーモンをオーブンで焼き、フォークで簡単にフレーク状になるまで約 15 分焼きます。

g) パセリを添えて、すぐにお召し上がりください。

54. トラウトのたたきとチェリートマト添え

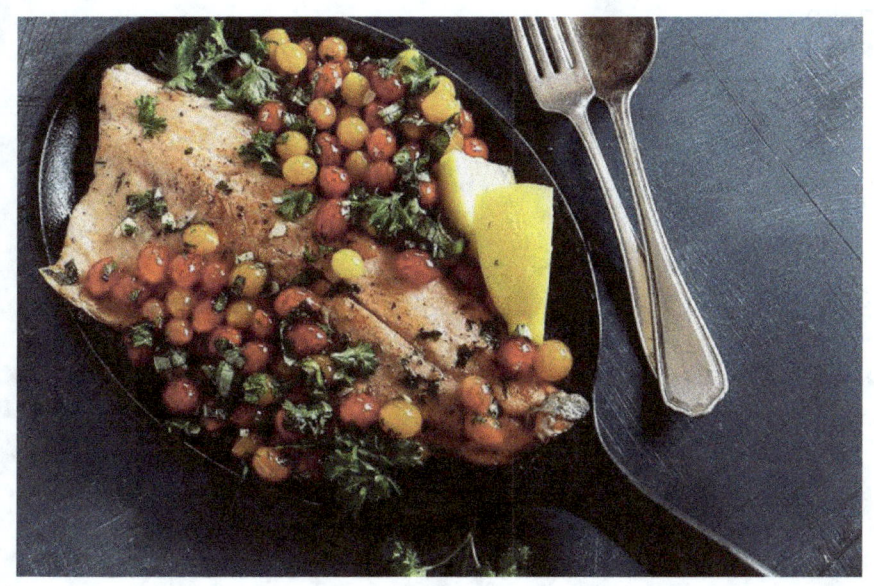

サーブ 4

材料

- ベーコン 2 枚
- チェリートマト 1 パイント、半分に切る
- にんにく 1 片（みじん切り）
- 挽きたてのコショウ小さじ 1
- フレッシュタイムのみじん切り 大さじ 1
- クッキングスプレー
- 4 (6 オンス) マスの切り身
- レモンのくさび 4 個（飾り用）

方向

a) 中程度の強火で中程度のフライパンを加熱します。ベーコンを加えて一度ひっくり返してカリカリになるまで 5〜7 分焼きます。ベーコンをペーパータオルを敷いた皿に移して水気を切り、ほぐします。フライパンから約大さじ1杯のベーコン脂肪を除いてすべて排出します。

b) トマト、にんにく、小さじ 1/2 のコショウを鍋に加え、トマトが崩れ始めるまで約 3 分間、かき混ぜながら調理します。鍋を火からおろし、砕いたベーコンとタイムを入れてかき混ぜます。

c) 大きな焦げ付き防止のフライパンにクッキングスプレーを吹き付け、中火から強火にかけます。残りの小さじ 1/2 のコショウを魚の上にふりかけ、鍋に

追加します（鍋が混雑しないように、魚を 2 回に分けて調理する必要がある場合があります）．魚に火が通り、フォークで簡単にフレーク状になるまで、片面 2 〜 3 分ずつ裏返しながら調理します。

d) 魚のフィレをサービングプレートに移し、側面にトマトの混合物とレモンのくさびをトッピングして提供します．

55. フィッシュタコス チポトレクリーム添え

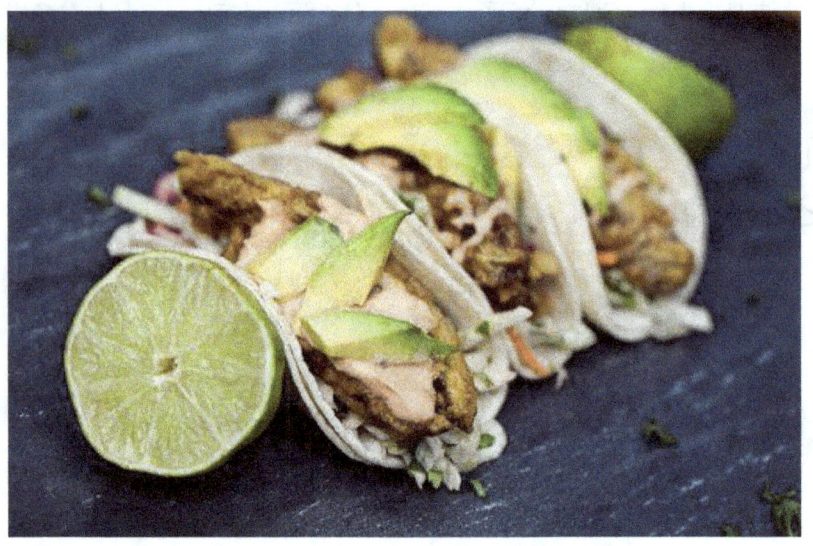

サーブ 4

材料
チポトレクリームの場合：
a) 低脂肪マヨネーズ 大さじ 3
b) 低脂肪サワークリーム 大さじ 3
c) チポトレ 小さじ 1 杯
d) 小さじ 1 杯のライムの皮
e) フレッシュライムジュース 小さじ $1\frac{1}{2}$
f) 生のコリアンダーのみじん切り $\frac{1}{4}$ カップ

タコスの場合：
- 小さじ 1 杯の挽いたクミン
- 小さじ 1 杯のコリアンダー
- マイルドチリパウダー 小さじ 1
- スモークパプリカ 小さじ $\frac{1}{2}$
- ガーリックパウダー 小さじ $\frac{1}{8}$
- 1.5 ポンドの真鯛の切り身、2 インチのストリップにカット
- クッキングスプレー
- 8 (6 インチ) コーントルティーヤ
- 千切りキャベツ 2 カップ

方向
a) すべての材料を合わせてよくかき混ぜます。

56. 海老のピリ辛串焼き

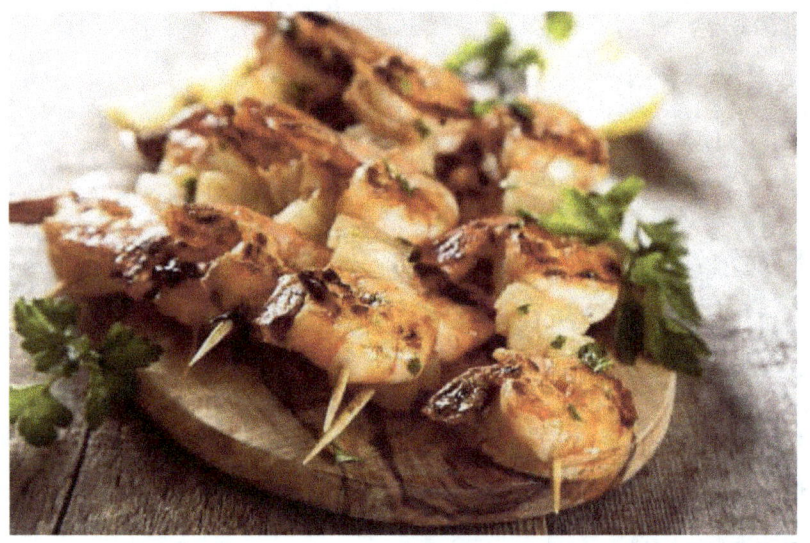

サーブ 4

材料

キュウリのサラダ:

a) きゅうり 中 2 本（皮をむき、種を取り、さいの目に切る）
b) 粗く刻んだ無塩ローストカシューナッツ 1/2 カップ
c) ネギ 2 本、薄切り
d) オリーブオイル 大さじ 2
e) フレッシュレモン汁 大さじ 1
f) みじん切りの新鮮なフラットリーフ パセリ 1/4 カップ

エビの場合：

g) 種を取り、細かく刻んだ大きなセラーノチリ 1 本
h) オリーブオイル 大さじ 1
i) 小さじ 1 杯の挽いたクミン
j) 小さじ 1 杯のチリパウダー
k) 皮をむき、背わたを取り除いたエビ 1～1.5 ポンド

方向

a) 大きなボウルに、きゅうり、カシューナッツ、青ネギ、オイル、レモン汁、パセリを入れて混ぜ合わせます。

b) グリルを中高に予熱します。

c) 竹串 4 本を水に浸します。

d) 大きなボウルに、セラーノチリ、オイル、クミン、チリパウダーを混ぜます。ボウルに海老を入れて和えます。

e) 海老を串に刺します。

f) エビがピンク色になり、火が通るまで片面約 3 分間焼きます。

57. 炙り海老のスパゲティ

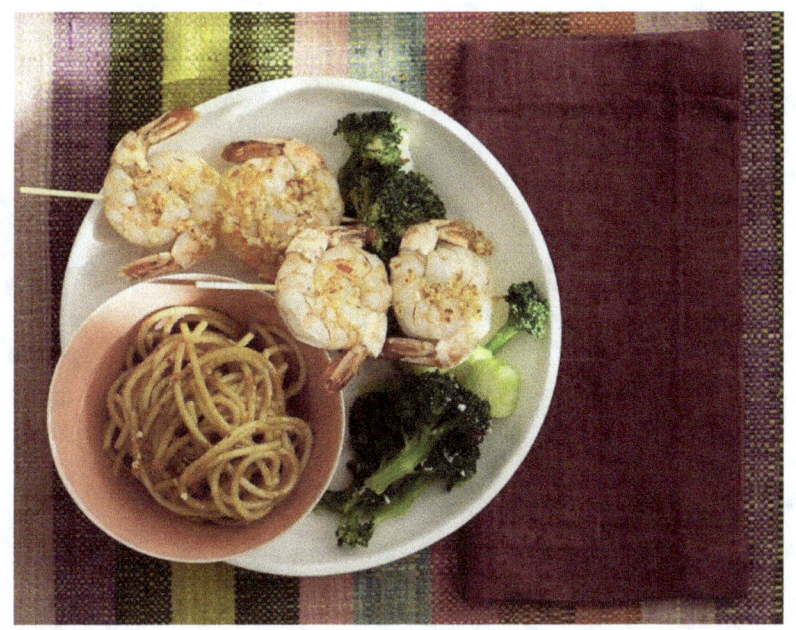

サーブ 4

材料

- 12 オンスの乾燥スパゲッティ
- オリーブオイル 大さじ 1
- 新鮮なパセリのみじん切り 大さじ 3
- 1.5 ポンドのジャンボ シュリンプ、皮をむいて背わたを取り除く
- 溶かした無塩バター 大さじ 2
- みじん切りにしたにんにく 2 片
- 小さじ 1/4 の挽きたてのコショウ
- 新鮮なレモン汁 大さじ 2

方向

a) ブロイラーを予熱します。

b) スパゲティを袋の表示通りにゆでる（塩抜き）。ドレイン。

c) スパゲッティをオイルとパセリ大さじ 2 で和え、蓋をして保温します。

d) 大きなグラタン皿で、エビをバター、ニンニク、コショウと一緒に和えます。エビがピンク色になり、片面が 2 〜 3 分調理されるまで、ブロイラーの下で一度回転させながら焼きます。ブロイラーからエビを取り出し、レモン汁で和えます。

e) スパゲッティを 4 つの浅いサービングボウルに均等に分けます．その上に海老を均等に分けてのせます。ベーキングディッシュのソースを各部分にスプーンで少しずつかけ、すぐにサーブし、残りの大さじ 1 杯のパセリを添えます．

58. ホタテのたたき

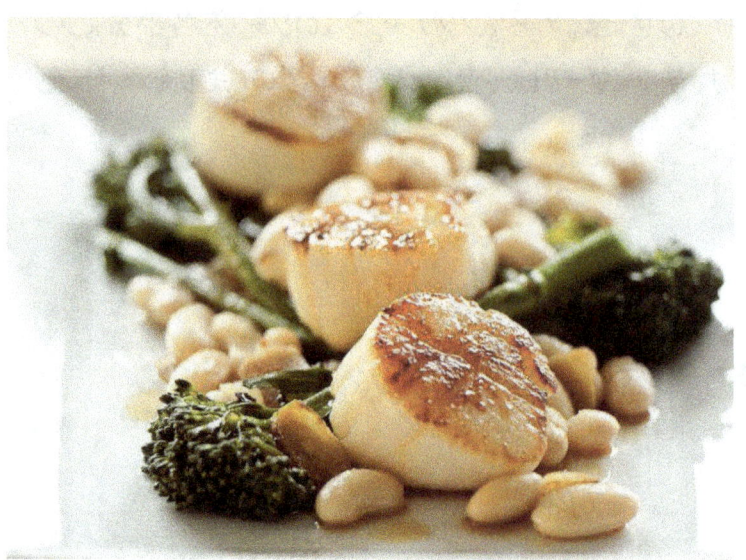

サーブ 4

材料

- 無塩バター 大さじ 3
- ジャンボホタテ $1\frac{1}{2}$ ポンド
- 小さじ 1/4 の挽きたてのコショウ
- みじん切りにした新鮮なにんにく小さじ 1
- 新鮮なレモン汁 大さじ 3
- ベビーほうれん草 2 (5 オンス) パッケージ
- パプリカ小さじ $\frac{1}{4}$
- $\frac{1}{8}$ 小さじカイエンペッパー
- 低ナトリウムチキンブロス 大さじ 2
- トーストした松の実 $\frac{1}{4}$ カップ

方向

a) 中強火の大きなフライパンで、大さじ 2 杯のバターを溶かします。

b) ホタテの水気をペーパータオルで軽くたたき、コショウで味付けしてから、フライパンに加えます。底がきつね色になるまで約 2 分焼き、裏返して裏面がきつね色になるまでさらに約 2 分焼きます。ホタテを皿に移し、あら熱をとる。

c) 残りのバター大さじ 1 をフライパンで溶かし、にんにくとほうれん草を加えます。しんなりするまで、約 2 分間調理します。ほうれん草とにんにくを鍋から取り出し、あら熱をとる。

d) レモン汁、パプリカ、カイエンヌをフライパンに加え、約 15 秒間煮ます。

e) スープを追加します。ソースが少なくなるまで、約 3 分間、フライパンからビットをこすり落としながら煮ます．

f) ホタテを汁ごとフライパンに戻し、弱火で火が通るまで焼きます。

g) ほうれん草を 4 皿に均等に分けて並べます。それぞれにホタテをのせ、均等に分けます。ホタテにタレをかけ、松の実を散らす。すぐにサーブします。

59. 赤唐辛子のアイオリソースを添えたクラブケーキ

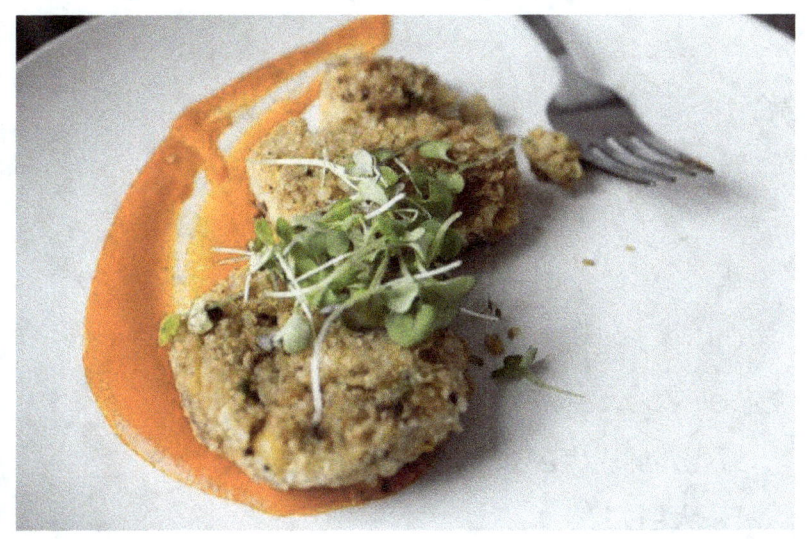

サーブ 4

材料
クラブケーキの場合：
- ½ カップのパン粉パン粉
- 卵 1 個
- 卵白 1 個
- ネギ 2 本、薄切り
- 細かく刻んだ赤ピーマン 大さじ 2
- 新鮮なパセリのみじん切り 大さじ 2
- 低脂肪マヨネーズ 大さじ 1
- ½ ライムのジュース
- 小さじ 1 杯のオールドベイシーズニング
- 小さじ 1/2 の挽きたてのコショウ
- 9 オンスのカニの塊
- クッキングスプレー

アイオリの場合：
- 無脂肪のプレーン ギリシャ ヨーグルト 1/4 カップ
- 低脂肪マヨネーズ 大さじ 2
- 瓶詰めロースト赤ピーマン ¼ カップ (水に詰めたもの)、水気を切り、種を取り、みじん切りにする

方向

a) 大きなミキシング ボウルに、パン粉、卵、卵白、ねぎ、パプリカ、パセリ、マヨネーズ、ライム ジュース、オールド ベイ シーズニング、コショウを入れてよく混ぜます。

b) 大きなカニが崩れないように、手を使ってそっとカニ肉を包み込みます。

c) 8等分に成形し、冷蔵庫で30〜60分冷やします。

d) 天板に冷やしたクラブケーキを並べ、クッキングスプレーを軽く吹きかける。片面約10分ずつ焼きます。

調味料とソース

60. ダブルトマトケチャップ

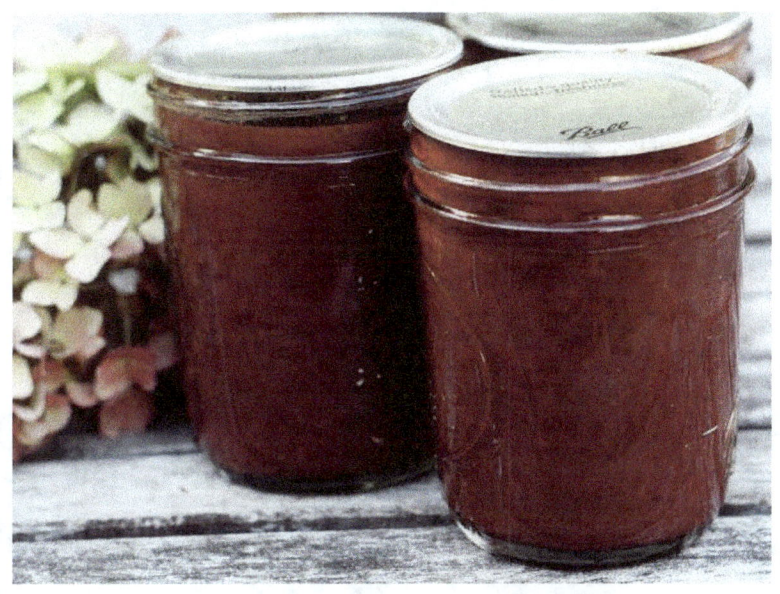

2カップ分（1回分に大さじ1杯分）

材料
- トマトペースト 2缶（6オンス）
- 2/3カップの水
- 赤ワインビネガー 1/4カップ
- ダークブラウンシュガー 1/2カップ
- みじん切りにしたドライトマト 1/4カップ
- 乾燥マスタード 小さじ1/2
- 小さじ1/2 シナモン
- クローブ 小さじ1/8
- 小さじ1/8 オールスパイス
- カイエンペッパー ひとつまみ

方向

a) 中火にかけた鍋に、すべての材料を入れて混ぜ合わせ、弱火にかける。砂糖が溶けるまでかき混ぜながら調理します。火を弱火にして約15分煮込みます。

b) 混合物を火から下ろし、ブレンダーまたはフードプロセッサーでピューレ状にします。

c) 室温まで冷まします。提供する前に、ケチャップを一晩カバーして冷蔵します。ケチャップは冷蔵で3週間ほど保存可能。

61. 甘くてスパイシーな赤唐辛子のレリッシュ

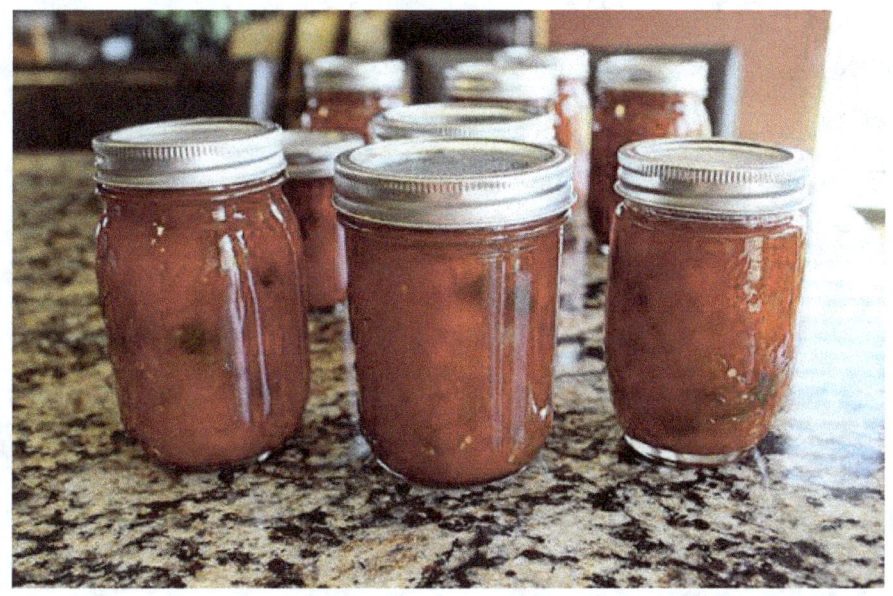

材料

- 細かく刻んだ大きな黄玉ねぎ 2 個
- 中程度の赤ピーマン 2 個、種を取り、細かく刻む
- 砂糖 1 カップ
- 白ワインビネガー ½カップ
- ¼カップの水
- 赤唐辛子フレーク 小さじ½

方向

a) 中強火にかけた大きな鍋で、すべての材料を混ぜ合わせて沸騰させます。野菜が非常に柔らかくなり、混合物がよく混ざるまで、火を弱め、蓋をせずに約 30 分間、よくかき混ぜながら煮ます．

b) レリッシュを火からおろし、室温まで冷まします。

c) 提供する前に、レリッシュを少なくとも 2 時間カバーして冷蔵してください．蓋付きの容器に入れて冷蔵庫で最長 1 か月間保管できます。

62. バーベキューソース

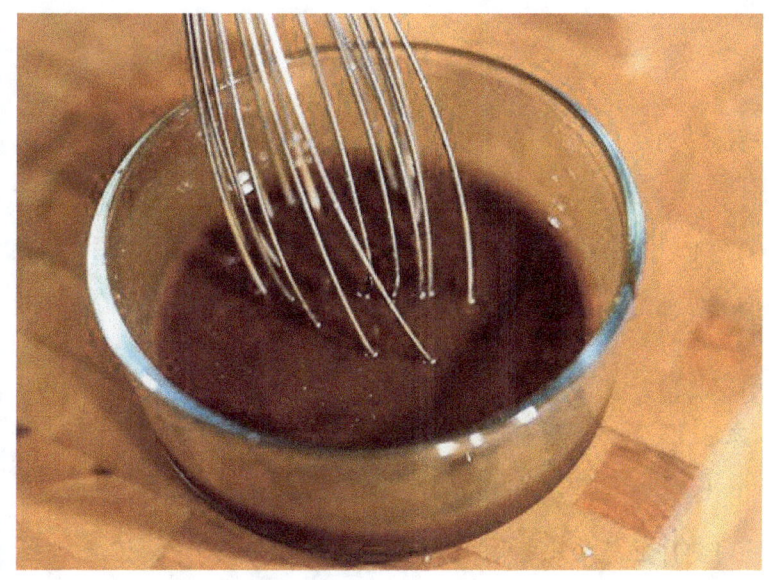

16人分

材料
- 無塩トマトソース 1½カップ
- トマトペースト 1缶（6オンス）
- 2/3カップ入り黒糖
- りんご酢 大さじ3
- 糖蜜 大さじ1½
- ウスターソース 大さじ1
- スモークパプリカ 大さじ1
- 乾燥マスタード 小さじ2
- チリパウダー 小さじ2
- オニオンパウダー 小さじ1
- スモーク液 小さじ½（お好みで）
- 小さじ½ガーリックパウダー
- クローブ 小さじ¼
- 小さじ¼のカイエンペッパー

方向

a) 中強火で中鍋にすべての材料を混ぜます。沸騰したら弱火〜中火にし、時々かき混ぜながら20〜30分、とろみがつくまで煮る。

b) ソースはすぐにお召し上がりいただくか、室温まで冷まして蓋付きの容器に移し、冷蔵庫で最長1か月間保存してください。

63. クリーミー レモン チャイブ サンドイッチ スプレッド

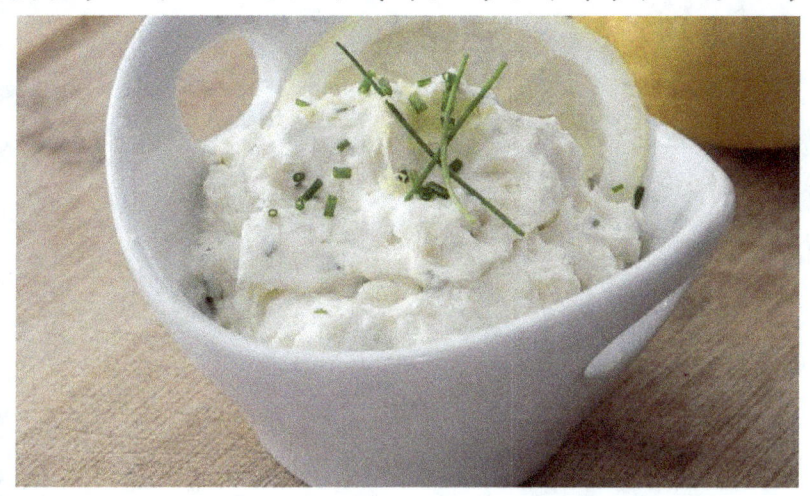

16 人分

材料
- 無脂肪サワークリーム 1/2 カップ
- 低脂肪マヨネーズ $\frac{1}{4}$ カップ
- チャイブのみじん切り 大さじ 3
- レモンの皮 小さじ $1\frac{1}{2}$
- 小さじ 2 杯の新鮮なレモン汁

方向

a) 小さなボウルで、すべての材料をよく混ぜ合わせます。

b) すぐにサーブするか、スプレッドを覆い、最大 3 日間冷蔵します.

64. バジル・シラントロ・ペスト

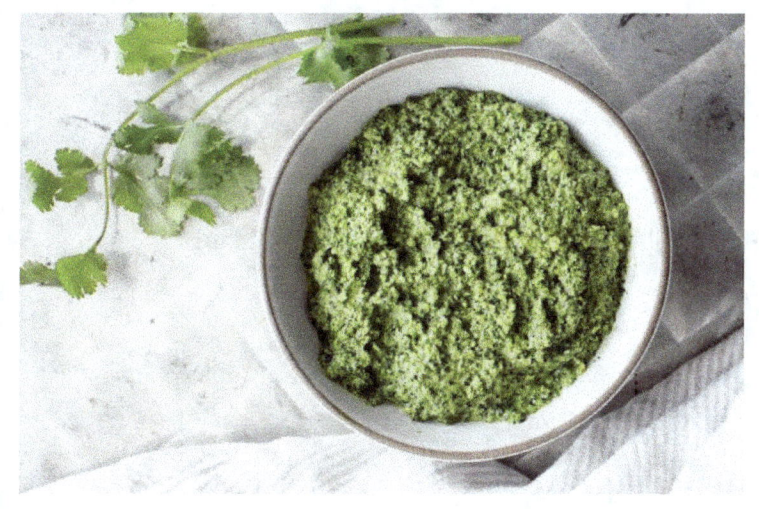

サーブ 8

材料
- 松の実 大さじ 2
- 1 カップの新鮮なバジルの葉
- 新鮮なコリアンダーの葉 1 カップ
- にんにく 1 かけ
- 低ナトリウムチキンスープ $\frac{1}{4}$ カップ
- オリーブオイル 大さじ 2
- 新鮮なレモン汁 大さじ 2
- すりおろしたパルメザン チーズ $\frac{1}{4}$ カップ

方向

a) 松の実をフライパンで中火でよくかき混ぜながら、黄金色になり香りが出るまで約 3 分間焼きます。

b) フードプロセッサーで、松の実、バジル、コリアンダー、にんにくを混ぜ合わせます。滑らかになるまで処理します。

c) ブロス、オイル、レモン汁を加えて濃厚なペーストにします。チーズとパルスを加えて混ぜ合わせます。

d) すぐに提供するか、ペストを覆い、最大 3 日間冷蔵します。ペストは、ハーブが急速に酸化するのを防ぐために表面に油の薄い膜を注ぐと、最もよく保存されます．

65. フレッシュトマトバジルパスタソース

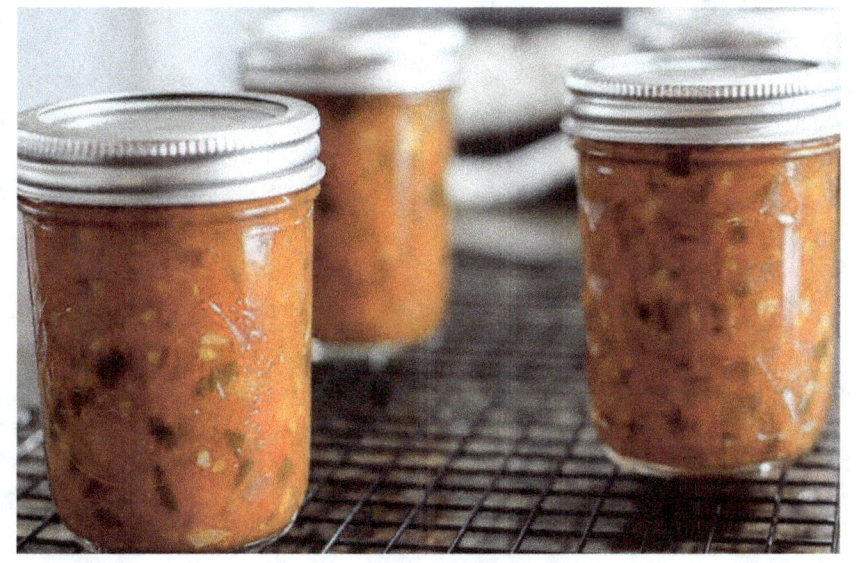

材料

- 2¼ポンドのプラムトマト
- オリーブオイル 大さじ2
- にんにく6～8片（みじん切り）
- 中玉ねぎ2個、さいの目に切った
- トマトペースト 大さじ2
- 赤ワイン¼カップ
- 赤ワインビネガー 大さじ1
- 生バジルのみじん切り½カップ

方向

a) ストーブの上に水で満たされた大きなストックポットを置き、強火で沸騰させます。大きなミキシングボウルに氷水を入れます。

b) その間に、よく切れるナイフで各トマトの底に X の印を付けます。トマトを沸騰したお湯で約 1 分間湯がきます。これを数回に分けて行う必要がある場合があります。湯通ししたトマトを取り出すには、スロット付きスプーンを使用します。

c) トマトを沸騰したお湯から氷水を入れたボウルに移し、調理を止めます。

d) 中火にかけた大きくて重い鍋に油を熱します。にんにくとたまねぎを加え、たまねぎが柔らかくなるまで、ときどきかき混ぜながら約 5 分間煮ます。

e) トマトペーストを入れてかき混ぜ、約 2 分間調理します。ワインとビネガーを加えてかき混ぜながら、さらに 2 分間加熱します。

f) トマトとそのジュースを加え、時々かき混ぜながら約 20 分間煮ます。

g) バジルを入れてかき混ぜ、コショウで味付けし、浸漬ブレンダーを使用するか、バッチでブレンダーに移してピューレにします.

66. ボロネーゼソース

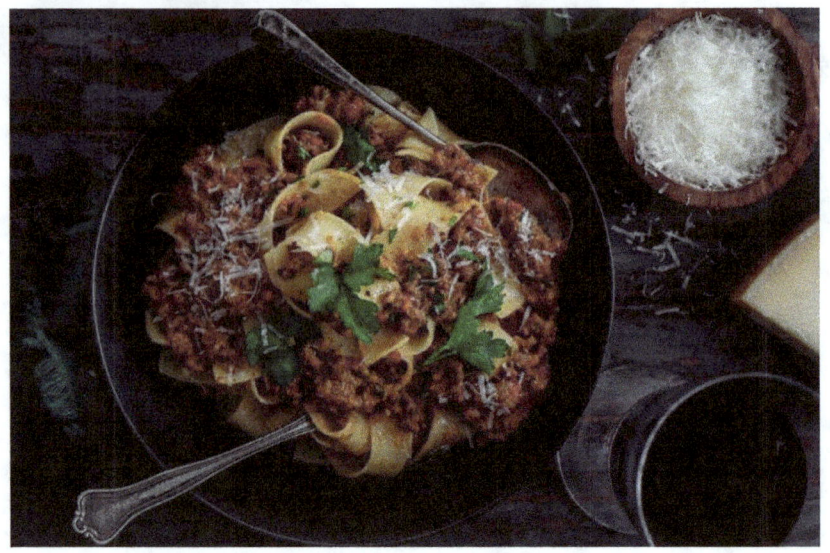

サーブ 4

材料
- オリーブオイル 大さじ 2
- 2 つの小さな黄色のタマネギ、細かく刻んだ
- にんじん（中）2 本（小さくさいの目に切る）
- セロリ 2 本（小さくさいの目に切る）
- 赤身の牛ひき肉 1.5 ポンド
- 赤ワイン $1\frac{1}{2}$ カップ
- 低脂肪乳 1 カップ
- 3 (14 オンス) 缶の無塩トマトの角切り、ジュース付き
- ナツメグ 小さじ $\frac{1}{4}$

方向

a) 大きくて重い鍋で、油を中火から強火にかけます。玉ねぎ、にんじん、セロリを加え、ときどきかき混ぜながら、野菜が柔らかくなるまで約 10 分間煮ます。

b) 肉を加えて、肉が完全に焦げ目がつくまで、約 5 分間、木のスプーンで肉をかき混ぜて砕きながら調理します。

c) ワインを加え、ときどきかき混ぜながら、ほとんどの液体が蒸発するまで 20 〜 25 分間調理します。

d) 牛乳を加えて混ぜ、時々かき混ぜながらさらに 15 分間、牛乳がほとんどなくなるまで調理を続けます。

e) トマトとその果汁、ナツメグを加えて沸騰させる。火を弱めの中火にし、ふたをせずに 3 〜 4 時間煮込みます。ソースにとろみがつき、ほとんどの水分が蒸発したら出来上がりです。

f) すぐにお召し上がりいただくか、蓋付きの容器に入れて冷蔵庫で最大 3 日間、または冷凍庫で最大 3 か月間ソースを保管してください。

67. スパイシーピーナツソース

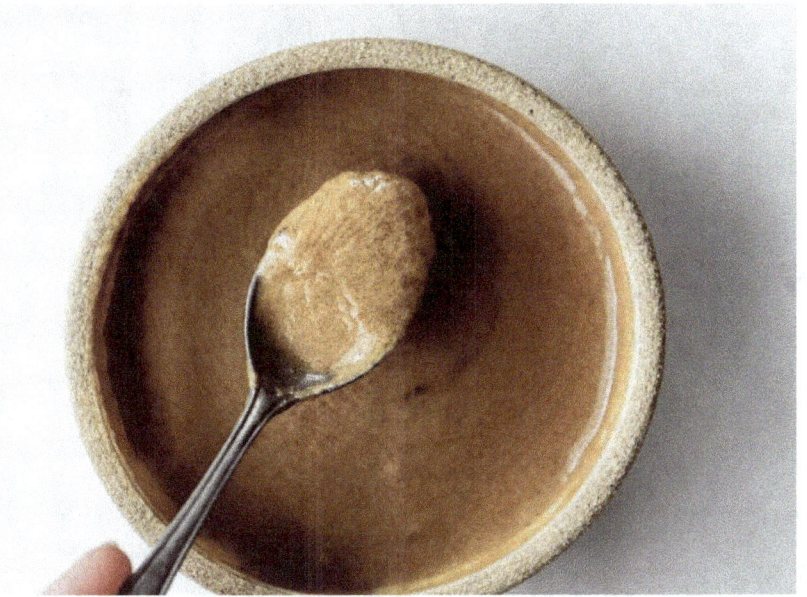

サーブ 8

材料
- 生の生姜 1 片
- にんにく 1 片（みじん切り）
- 無塩クリーミーピーナッツバター 2/3 カップ
- 減塩しょうゆ 大さじ 3
- 米酢 大さじ 3
- ブラウンシュガー 大さじ 2
- 炒りごま油 小さじ 2
- 必要に応じて、小さじ $\frac{1}{4}$ 杯のカイエンペッパー、またはそれ以上
- 必要に応じて大さじ 2〜3 の水

方向

a) 生姜とにんにくをフードプロセッサーに入れ、みじん切りにする。

b) ピーナッツバター、醤油、酢、砂糖、オイル、カイエンペッパーを加え、滑らかになるまでよく混ぜる．必要に応じてカイエンペッパーを追加して味わい、味付けします。

c) 好みの固さになるまで、一度に大さじ 1 杯の水を加えます。

d) すぐにサーブするか、ソースをカバー付きの容器に入れて冷蔵庫で最大 1 週間保管してください。

68. フレッシュでジンジーなサルサベルデ

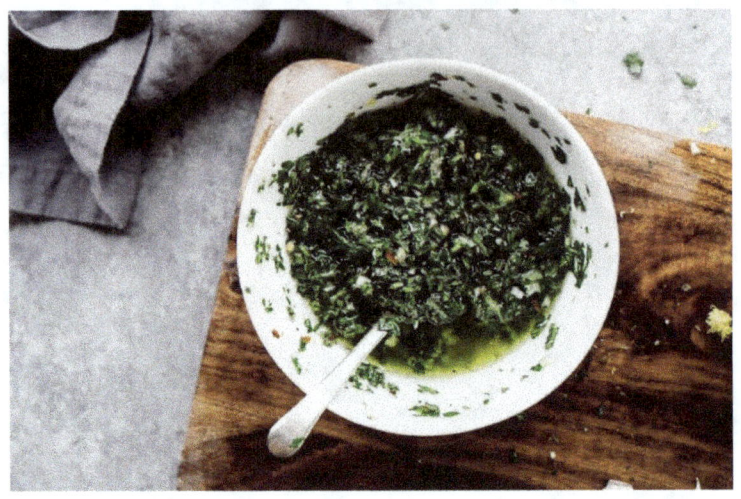

サーブ 4

材料

- 2 (12 オンス) 缶のトマティロ、水気を切った
- 黄タマネギ 1 個（4 等分）
- 生のコリアンダー $\frac{1}{2}$ カップ
- ハラペーニョ 1～2 個
- ライム 1 個分のジュース
- にんにく 1 かけ
- $\frac{1}{4}$ 小さじ砂糖
- 中くらいのアボカド 1 個、種を取り、皮をむき、さいの目切りにする

方向

a) トマティロ、タマネギ、コリアンダー、ハラペーニョ、ライム ジュース、ニンニク、砂糖をフード プロセッサーに入れ、分厚いピューレにします。

b) 混合物をボウルに移し、アボカドをかき混ぜます。

c) すぐにサーブするか、サルサを覆い、最大 3 日間冷蔵します．

69. ローストガーリックとローズマリーのスプレッド

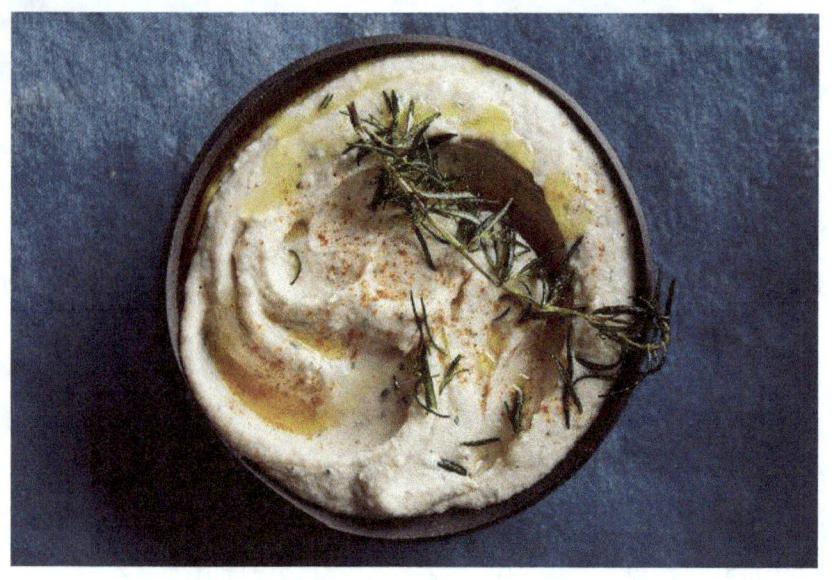

サーブ 6

材料
- にんにく 1 個
- オリーブオイル 大さじ 3
- 新鮮なローズマリーのみじん切り 大さじ 1
- 小さじ 1/4 の挽きたてのコショウ
- 新鮮なレモン汁 大さじ 3

方向

a) オーブンを 400°F に予熱します。

b) にんにくの頭を 1/2 インチほど切り落とし、クローブのてっぺんが露出するようにします。にんにくをアルミホイルの上に置き、大さじ 1 の油を上からかけます。にんにくをホイルで包み、空気が循環するように内側に少しスペースを空けます。

c) にんにくをオーブンで 50〜60 分、にんにくが柔らかく焼き色がつくまで焼きます。にんにくをオーブンから取り出し、冷まします。

d) にんにくが十分に冷めたら、皮からクローブを絞り出し、小さなボウルに入れます。

e) ローズマリーとコショウを加え、フォークでペースト状につぶします。レモン汁と残りの大さじ 2 杯の油を加えてよく混ぜます。

70. ロメスコソース

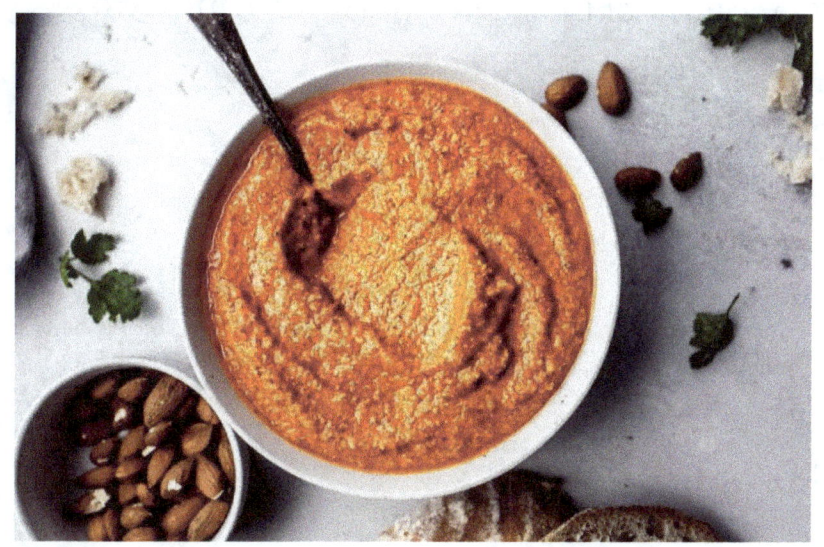

材料

- 1 (7 オンス) ジャー ローストした赤ピーマン (水に詰めたもの)、水気を切る
- 4 等分した大きなトマト 2 個
- トーストした無塩アーモンド $\frac{1}{4}$ カップ
- にんにく 2 片
- 新鮮なパセリのみじん切り 大さじ 2
- シェリービネガー 大さじ 1
- パプリカ小さじ 1
- 小さじ 1/2 の挽きたてのコショウ
- オリーブオイル 大さじ 2

方向

a) 赤ピーマン、トマト、アーモンド、にんにく、パセリ、酢、パプリカ、こしょうをフード プロセッサーで混ぜ合わせ、滑らかなペースト状にします。

b) プロセッサーが作動している状態で、オイルを霧雨にかけ、よく混ざるまで処理します。混合物が濃すぎる場合は、一度に大さじ 1 杯の水を加えて、目的の一貫性を実現します。

スープ、チリ、シチュー

71. ミントのローストトマトスープ

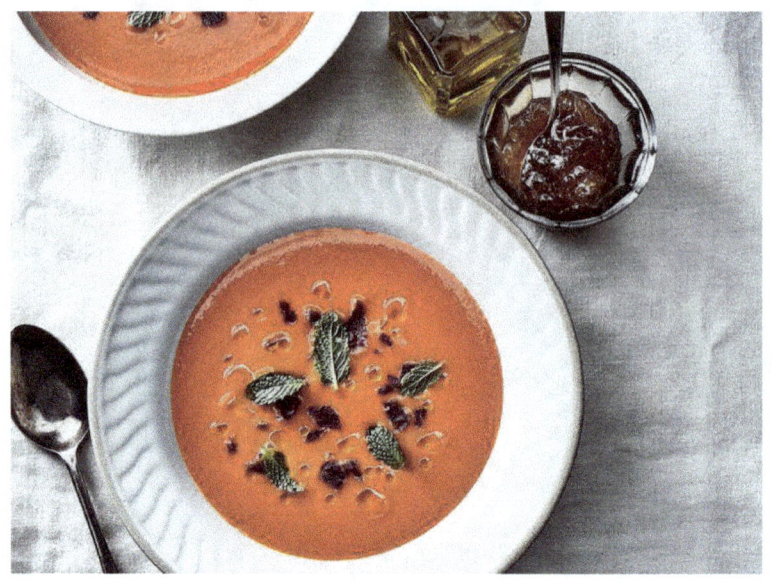

サーブ 4

材料

- 3 ポンドのプラムトマト、縦半分
- みじん切りにした大きな黄玉ねぎ 1 個
- みじん切りにしたにんにく 4 片
- オリーブオイル 大さじ 2
- 挽きたてのコショウ小さじ 1
- 低ナトリウムのチキンまたは野菜のスープ 6 カップ
- レモン汁 1 個分
- 刻んだフレッシュミント 1 カップ

方向

a) オーブンを 400°F に予熱します。

b) 大きな天板に、トマト、玉ねぎ、にんにくを油とコショウで炒めます。トマトを一重に広げ、切り口を上にして、オーブンで非常に柔らかくなるまで約 45 分ローストします。

c) 野菜をフードプロセッサーまたはブレンダーに移し、滑らかになるまでピューレにします。

d) ピューレを大きなストックポットに注ぎ、スープを加え、中火から強火で沸騰させます．レモン汁を加えて混ぜ、火が通るまで煮る。

e) ミントをかき混ぜて、すぐにお召し上がりください。このスープは、蓋をして冷蔵庫で最大 1 週間、冷凍庫で最大 3 か月間保存できます。

72. 山羊のチーズ入りグリーンスープ

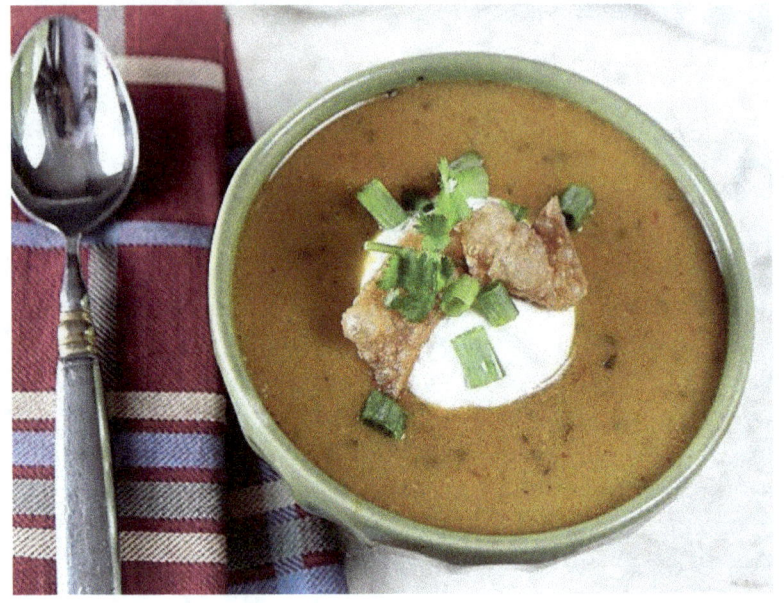

サーブ 4

材料

- エキストラバージンオリーブオイル 大さじ 1
- ネギ 2 本、緑と薄緑の部分
- シェリー酒 大さじ 2
- 低ナトリウム野菜スープ 4 カップ
- 水 2 カップ
- じゃがいも 1 個（皮をむき、さいの目に切る）
- 1 ポンドのほうれん草の葉
- クレソン 2 カップ
- スイバ 2 カップ
- 小さじ $\frac{1}{4}$ のカイエンペッパー
- 砕いた山羊のチーズ $\frac{1}{2}$ カップ
- 無塩バター 大さじ 2
- 挽きたてのコショウ

方向

a) 大きな鍋に油を中火から強火で加熱します。ねぎを加えてよくかき混ぜながら、柔らかくなるまで約 5 分間煮る。

b) シェリー酒を加え、液体が蒸発するまでかき混ぜながら調理します。

c) スープ、水、さいの目に切ったじゃがいもを加えて沸騰させます。じゃがいもが柔らかくなるまで、火を弱め、蓋をせずに約 15 分間煮ます。

d) ほうれん草、クレソン、スイバ、カイエンを入れてかき混ぜます。ふたをして、ほうれん草が柔らかくなるまで約 5 分間調理します。

e) 鍋を火からおろし、山羊のチーズとバターを加え、よく混ざるまでかき混ぜます。

f) 浸漬ブレンダーを使用するか、ブレンダーで数回に分けて、滑らかになるまでスープをピューレにします。必要に応じて再加熱します。

73. カレーサツマイモのスープ

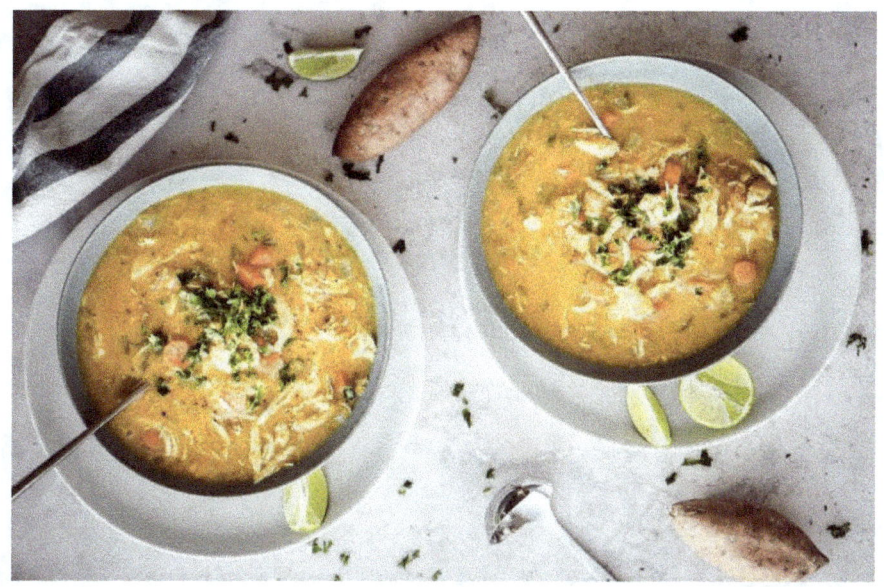

サーブ 4

材料

- オリーブオイル 大さじ 1
- 中玉ねぎ 1 個、みじん切り
- 水 3 カップ
- 低ナトリウム野菜またはチキンスープ 1½ カップ
- さつまいも 2 個（皮をむき、さいの目に切る）
- にんじん 2 本、スライス
- 皮をむいた生姜のみじん切り 大さじ 1
- カレー粉 大さじ 1
- 挽きたてのコショウ

方向

a) 大きな鍋に油を中火から強火で加熱します。タマネギを加え、よくかき混ぜながら、柔らかくなるまで約 5 分間煮ます。

b) 水、だし汁、さつまいも、にんじん、しょうが、カレー粉を入れます。沸騰したら弱めの中火にし、蓋をせずに野菜が柔らかくなるまで約 20 分煮る。

c) 浸漬ブレンダーまたはブレンダーでバッチを使用して、混合物をピューレにします。スープが濃すぎる場合は、もう少しスープを追加してください。

d) 必要に応じて、スープを再加熱します。コショウで味付けし、すぐに出してください。スープは冷蔵庫で 1 週間、冷凍庫で 3 ヶ月ほど保存できます。

74. スモーキーレッドレンズ豆のスープ

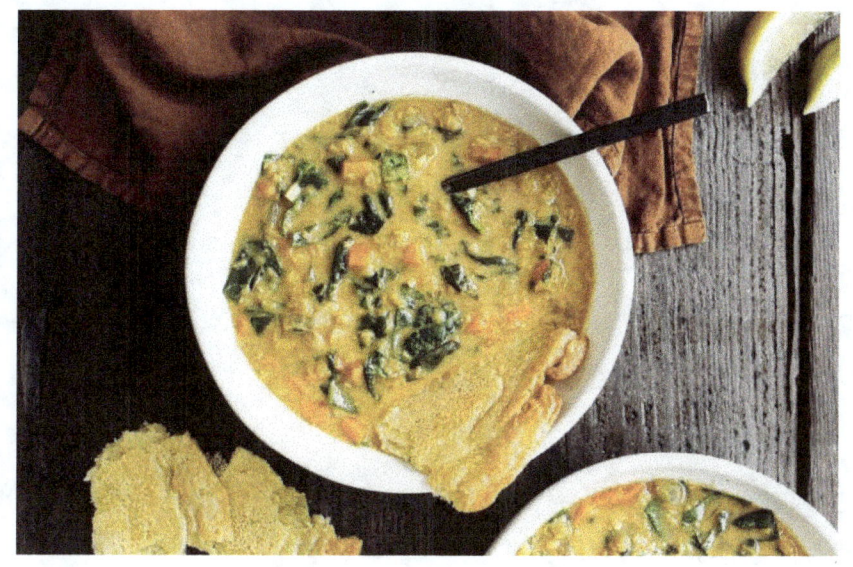

サーブ 4

材料

- オリーブオイル 大さじ 1
- 中玉ねぎ 1 個、さいの目に切った
- みじん切りにしたにんにく 2 片
- 小さじ 2 杯の挽いたクミン
- スモークパプリカ 小さじ 2
- スイートパプリカ 小さじ 1
- ターメリック 小さじ 1
- 小さじ 1/4 の挽いたシナモン
- にんじん（中）2 本、スライス
- 低ナトリウム野菜スープ 7 カップ
- 乾燥赤レンズ豆 1$\frac{1}{2}$ カップ
- 1 (14 オンス) 缶の無塩さいの目切りトマト、ジュース付き
- レモン汁 1 個分
- 飾り用のくし切りレモン
- みじん切りにした新鮮なパセリ 1/4 カップ（付け合わせ用）

方向

a) 1. 大きな鍋に油を入れ、中火から強火にかけます。玉ねぎとにんにくを加え、よくかき混ぜながら玉ねぎがしんなりするまで 5 分ほど炒めます。

b) 2. クミン、スモーク パプリカ、ターメリック、シナモンを入れてかき混ぜながら、1 分間調理します。

c) 3. ニンジン、ブロス、レンズ豆を加える。液体を沸騰させ、熱を中火から弱火に下げ、レンズ豆が柔らかくなるまで、蓋をせずに 30 〜 35 分煮ます。

d) 4. トマトをジュースと一緒に加え、さらに 10 分間煮ます。

e) 5. 食べる直前にレモン汁を混ぜます。

75. クリーミーブロッコリーチーズスープ

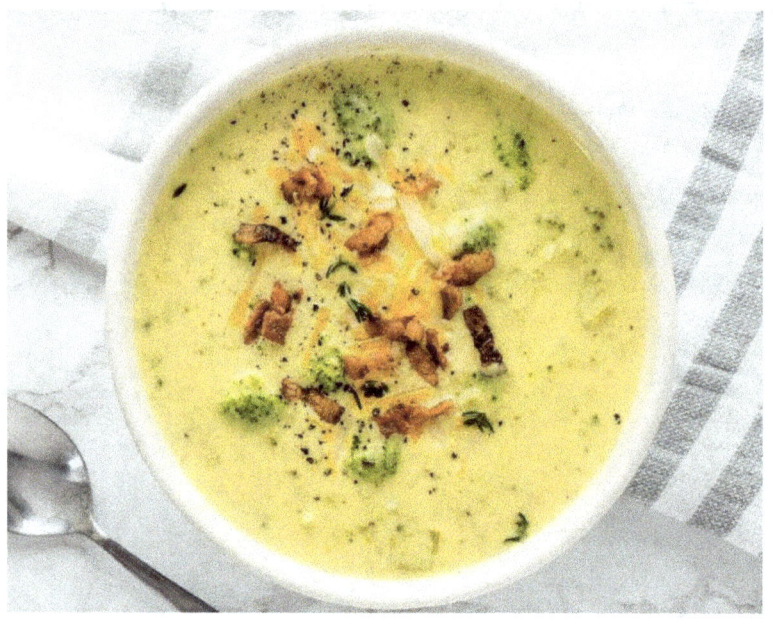

サーブ 4

材料

- オリーブオイル 大さじ 1
- ブロッコリー 1 頭、茎の皮をむいてみじん切りにし、小房に分ける
- 中玉ねぎ 1 個、さいの目に切った
- さいの目に切った新じゃがいも 8 オンス
- 中力粉 $\frac{1}{4}$ カップ
- 低ナトリウムのチキンまたは野菜のスープ $3\frac{1}{2}$ カップ
- すりおろしたてのナツメグ 小さじ $\frac{1}{4}$
- すりおろした低脂肪チェダーチーズ 1 カップ
- 無脂肪エバミルク 1 缶（12 オンス）
- ウスターソース 小さじ 1
- 小さじ 1/2 の挽きたてのコショウ
- ネギ 2 本、薄切り

方向

a) 大きな鍋に油を中火で熱します。ブロッコリーの茎、玉ねぎ、ジャガイモを加えます。野菜が柔らかくなり始めるまで、約 10 分間、頻繁にかき混ぜながら調理します。

b) 小麦粉を鍋にふりかけ、絶えずかき混ぜながら、わずかにナッツのような香りがし始めるまで、約 2 分間調理します。

c) スープを加えて沸騰させます。弱めの中火にし、ときどきかき混ぜながら野菜が柔らかくなるまで約 15 分煮る。ブロッコリーの小花を加え、小花が柔らかくなるまでさらに約 5 分煮ます。

d) ナツメグをふりかけ、混ぜ合わせます。

e) 鍋を火からおろし、チーズ、牛乳、ウスターソース、コショウを入れてかき混ぜます。

f) 浸漬ブレンダーを使用するか、従来のブレンダーまたはフードプロセッサーでバッチでスープをピューレにします。

g) ねぎを添えてすぐにお召し上がりください。

76. レモニーチキンヌードルスープ

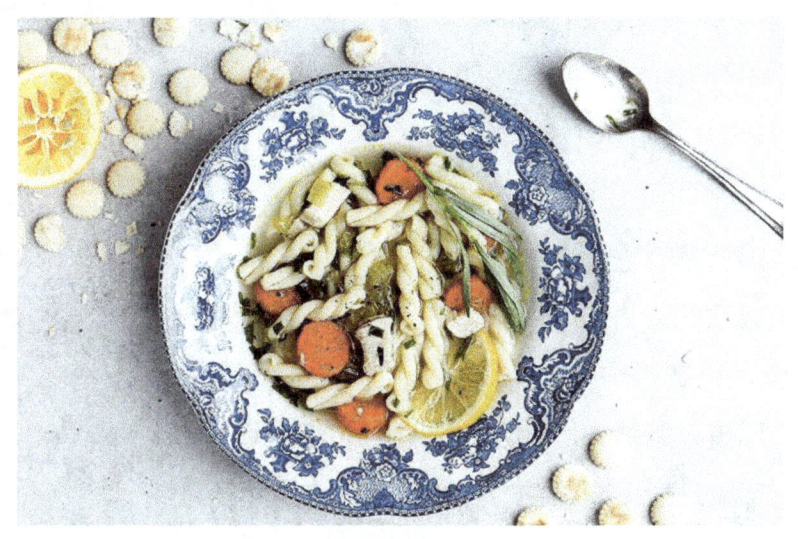

サーブ 4

材料
- 減塩チキンスープ 6 カップ
- 水 2 カップ
- にんじんのみじん切り 1 と 1/3 カップ
- 玉ねぎのみじん切り $1\frac{1}{4}$ カップ
- 刻んだセロリ 1 カップ
- 1 ポンドの調理済み鶏胸肉、千切りまたはさいの目に切る
- パッケージの指示に従って調理された 8 オンスの乾燥卵麺
- みじん切りの新鮮なフラットリーフ パセリ $\frac{1}{4}$ カップ
- レモン 1 個分の皮と果汁

方向

a) 大きめのストックポットにスープ、水、ニンジン、タマネギ、セロリを入れて中火にかけ、沸騰させます。野菜が柔らかくなるまで、中火から弱火にして蓋をして約 20 分間煮ます。

b) 鶏肉と麺を加え、火が通るまで約 3 分煮る。

c) パセリ、レモンの皮、レモン汁を入れて混ぜます。すぐにサーブします。

77. 白豆と青菜のスープ

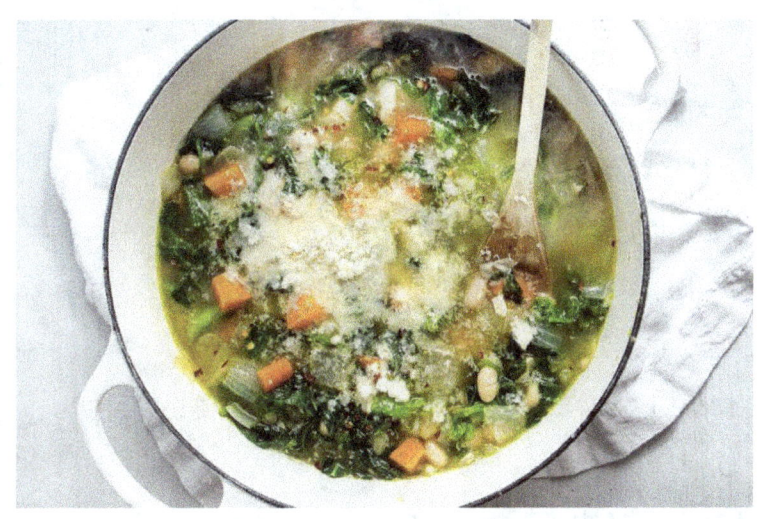

サーブ 6

材料

- オリーブオイル 大さじ 2
- 中玉ねぎ 1 個、さいの目に切った
- みじん切りにしたにんにく 2 片
- セロリ 2 本（薄切り）
- にんじん（中）2 本、スライス
- 6 オンスのスペイン風チョリソまたはアンドゥイユ ソーセージ、さいの目切り
- ケール 1 束、みじん切り
- 低ナトリウムチキンスープ 4 カップ
- 1 (14 オンス) 缶の無塩さいの目切りトマト、ジュース付き
- 1 (15 オンス) 缶の白いんげん豆 (カネリーニやグレート ノーザンなど) を水気を切り、すすぐ
- 小さじ 1/2 の挽きたてのコショウ

方向

a) 大きな鍋に油を中火から強火で加熱します。玉ねぎとにんにくを加え、よくかき混ぜながら、玉ねぎが柔らかくなるまで約 5 分間煮込みます。

b) セロリ、にんじん、ソーセージを加え、時々かき混ぜながらさらに 3 分間加熱します。ケールをかき混ぜます。

c) スープ、トマト、ジュース、豆、コショウを加えて沸騰させます。中火から弱火にし、蓋をして 15〜20 分、野菜が柔らかくなるまで煮る。すぐにサーブします。

78. スパイシー チキン チポトレ トルティーヤ スープ

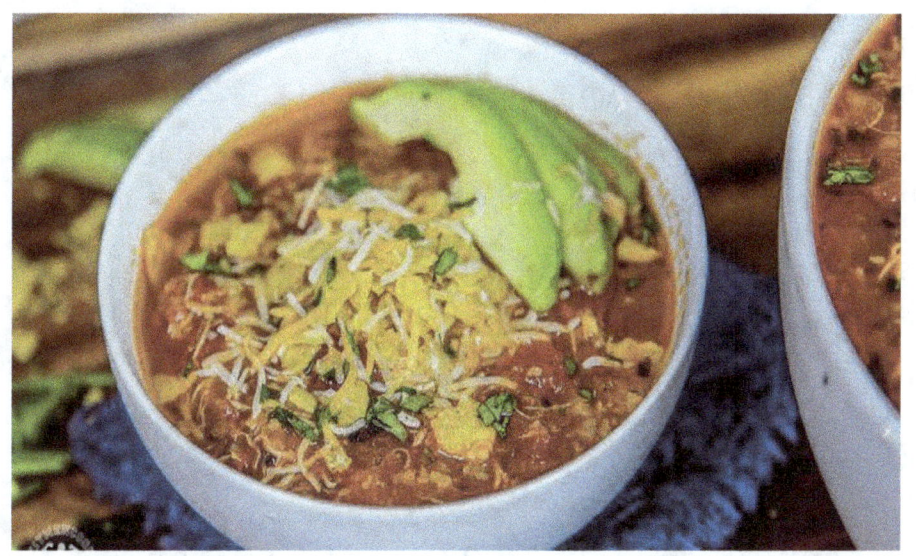

サーブ 4

材料

- ターキーベーコン 2 枚
- オリーブオイル 大さじ 1
- さいの目に切った黄玉ねぎ 1 個
- みじん切りにしたにんにく 2 片
- 鶏胸肉 3/4 ポンド、さいの目に切った
- 小さじ 1 杯のチポトレチリパウダー
- 小さじ 1 杯の挽いたクミン
- 低ナトリウムチキンスープ 3 カップ
- 1 カップの水
- 1 (14 オンス) 無塩のつぶしたトマト、ジュース付き
- ライム 1 個分のジュース
- 砕いた減塩焼きトルティーヤチップス 1 カップ
- みじん切りにした新鮮なコリアンダー 1/4 カップ、付け合わせ用

方向

a) 中強火の大きなストックポットで、七面鳥のベーコンをカリカリになるまで調理します。ペーパータオルでベーコンの水気を切り、砕いて取っておきます。

b) 同じストックポットで、油を中火から強火で加熱します。玉ねぎとにんにくを加え、かき混ぜながら、玉ねぎが柔らかくなるまで約 5 分煮ます。

c) 鶏肉を加え、かき混ぜながら約 2 分間、鶏肉が白っぽくなるまで煮る。

d) チリパウダーとクミンを加え、さらに 30 秒ほど煮る。

e) スープ、水、トマトとジュース、調理した七面鳥のベーコンを加えて沸騰させます。中火に落とし、蓋をして 5 分ほど煮る。ライムジュースをかき混ぜます。

f) 砕いたトルティーヤ チップスを 4 つのスープ ボウルに分け、その上にスープをのせ、コリアンダーを添えます。

79. ベトナム風ビーフヌードルスープ

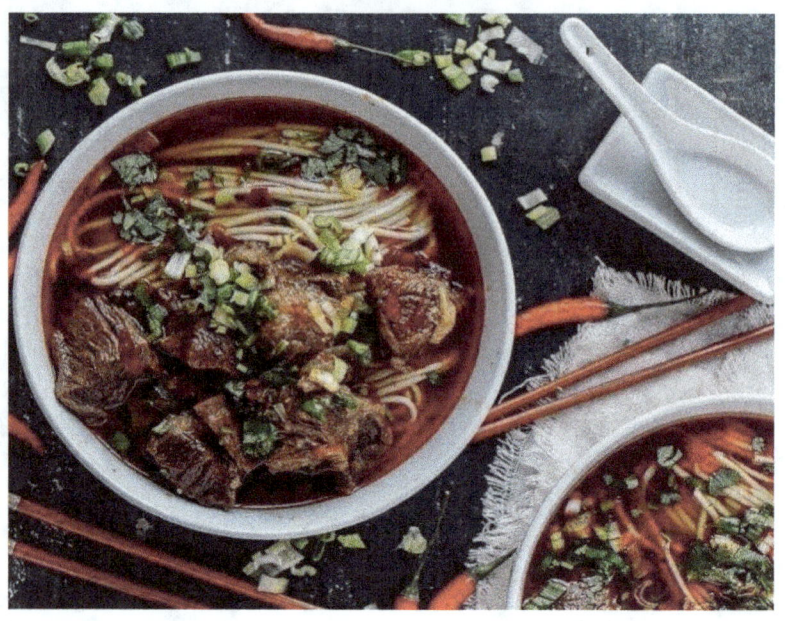

サーブ 4

材料

スープ：

- 減塩ビーフブロス 6 カップ
- 水 2 カップ
- 玉ねぎ大 1 個、薄切り
- 皮をむいた生姜 5 枚（厚さ 1/2 インチ）
- 魚醤 大さじ 1
- にんにく大 3 片（半分に切る）
- 2 つ星アニスのさや
- クローブ丸ごと小さじ 1 杯
- 1 ポンドのフランク ステーキ、トリミングし、横方向に非常に薄くスライス
- パッケージの指示に従って調理された 8 オンスの豆糸麺

ガーニッシュの場合：

- もやし 1½ カップ
- フレッシュミント 1 カップ
- フレッシュバジル 1 カップ
- 新鮮なコリアンダー 1 カップ
- くし型に切ったライム 2 個
- 薄くスライスした赤または緑のハラペーニョ 3 個
- ネギ 3 本、薄切り

方向

a) 大きめのストックポットに、スープ、水、玉ねぎ、しょうが、魚醤、にんにく、スターアニス、クローブを入れて中火にかけ、沸騰させます。弱火〜中火に落とし、蓋をして約 20 分煮る。

b) 細かいメッシュのふるいでブロスを大きなボウルに濾します。固形物を捨てる。

c) 煮汁を鍋に戻し、沸騰させます。火からおろし、すぐにステーキのスライスを加える。

80. チェリートマトとコーンチャウダー

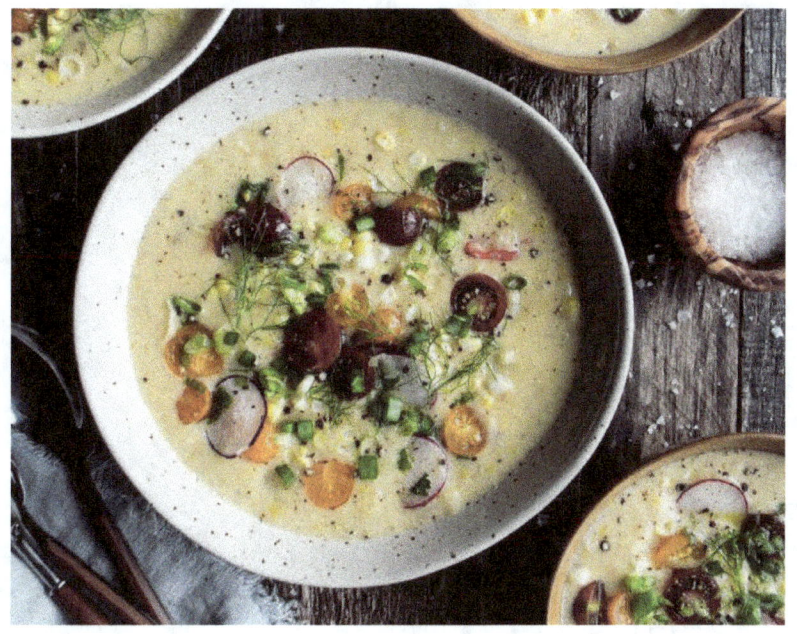

サーブ 4

材料
- オリーブオイル 大さじ 1
- 中玉ねぎ 1 個、さいの目に切った
- さいの目に切ったセロリ 2 本
- みじん切りにしたにんにく 2 片
- チェリートマト 1 パイント（半分に切る）
- 解凍した冷凍コーン粒 2$\frac{1}{2}$ カップ
- 低脂肪乳 2 カップ
- フレッシュタイムのみじん切り小さじ 1
- 小さじ 1/4 の挽きたてのコショウ
- 低ナトリウム野菜またはチキンスープ 1 カップ
- ねぎ 3 本、薄切り、飾り用
- 七面鳥のベーコン 2 切れ、調理して砕いたもの、付け合わせ用

方向

a) 大きな鍋に油を中火から強火で加熱します。玉ねぎ、セロリ、にんにくを加え、かき混ぜながら、玉ねぎが柔らかくなるまで約 5 分煮ます。

b) トマトを加え、トマトが崩れ始めるまでさらに 2〜3 分煮る。

c) トウモロコシ 1$\frac{1}{2}$ カップ、牛乳 1 カップ、タイム、コショウをブレンダーまたはフードプロセッサーに入れ、滑らかになるまで処理します．

d) 裏ごしした混合物をストックポットに移し、煮込みます。

e) 残りのコーン 1 カップと牛乳 1 カップをスープと一緒に鍋に加えます。よくかき混ぜながら中火にかけ、火が通るまで 5 分ほど煮る。

f) ネギとベーコンを添えて、熱いうちに出してください。

81.ベジタリアンキノアチリ

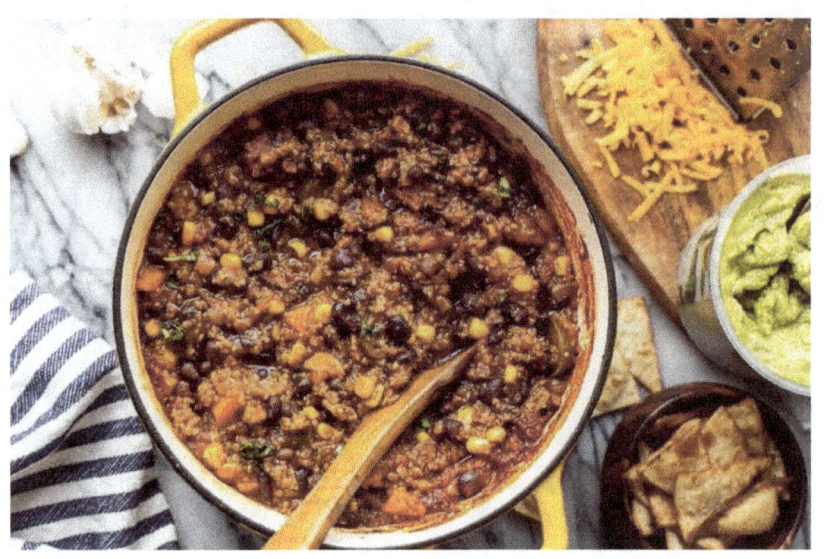

サーブ 6

材料

- ½カップのキノア、すすぎ
- オリーブオイル 大さじ 1
- 玉ねぎのみじん切り 1 個
- みじん切りにしたにんにく 2 片
- ハラペーニョ 2 個、種を取り、さいの目切りにする
- にんじん（大）1 本、さいの目に切った
- さいの目に切ったセロリ 2 本
- 黄色またはオレンジ色のピーマン 1 個、種を取り、さいの目切りにする
- チリパウダー 大さじ 2
- 挽いたクミン 大さじ 1
- ピントビーンズ 2 缶（15 オンス）、水気を切ってすすぐ
- 1 (28 オンス) 無塩の角切りトマト、水気を切る
- 減塩トマトソース 1 缶（15 オンス）

方向

a) パッケージの指示に従ってキヌアを調理します。

b) 中～強火に設定された大きなストックポットでオイルを加熱します。玉ねぎとにんにくを加え、よくかき混ぜながら、玉ねぎが柔らかくなるまで約 5 分煮ます。

c) ハラペーニョ、にんじん、セロリ、ピーマンを加え、ときどきかき混ぜながら、野菜が柔らかくなるまで約 10 分間煮込みます。

d) チリパウダーとクミンを入れてかき混ぜ、さらに約 30 秒間調理します．

e) 豆、トマト、トマトソース、調理済みのキノアを加えます。弱火～中火に落とし、蓋をして約 30 分煮込みます。

f) 必要に応じて、さいの目に切ったアボカド、みじん切りにした赤玉ねぎ、サルサ、サワー クリーム、または焼いたトルティーヤ チップスを添えて、温かいうちにお召し上がりください。

82. ブイヤベース

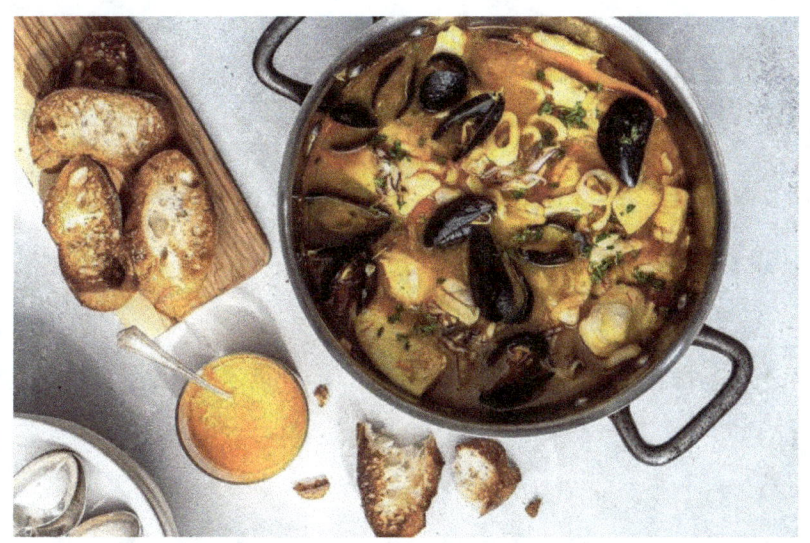

サーブ 4

材料

シチューの場合：

- エキストラバージンオリーブオイル 大さじ 1
- みじん切りにしたにんにく 2 片
- エシャロット（中）1 個、さいの目に切った
- 3/4 カップの減塩魚またはチキンスープ
- 3/4 カップ辛口白ワイン
- 1 (14 オンス) 無塩無添加さいの目に切ったトマト、水気を切る
- フレッシュタイム 小さじ 2、またはドライタイム 小さじ 3/4
- オレンジの皮 小さじ 2
- 小さじ 1 杯のスモークパプリカ
- 赤唐辛子フレーク 小さじ 1/2
- 砕いたサフランの糸 小さじ 1/2
- 12 オンスの皮なしオヒョウのフィレ、1 インチ片にカット
- パセリのみじん切り 1/4 カップ

方向

a) 大きなフライパンまたはダッチオーブンでオイルを中火から強火で加熱します。にんにくとエシャロットを加えてかき混ぜながら、エシャロットが柔らかくなるまで約 5 分間煮ます。

b) 煮汁とワインを加えてさらに 2 分煮る。

c) トマト、タイム、オレンジの皮、スモーク パプリカ、赤唐辛子フレーク、サフランを加え、さらに 2 分間煮込みます。

d) 魚を加えて蓋をし、魚に火が通るまで約 6 分間煮込みます。

83. ホワイトチキンチリ

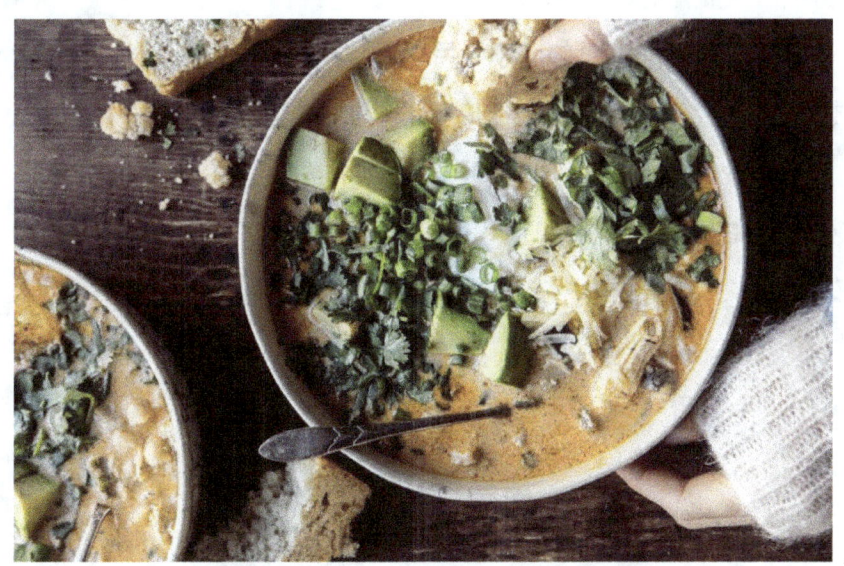

サーブ 4

材料

- キャノーラ油 大さじ 1
- 玉ねぎ 1 個、みじん切り
- みじん切りにしたにんにく 3 片
- ハラペーニョ 1〜3 個、種を取りさいの目切りにする
- 2 (4 オンス) 缶 マイルドなさいの目に切った青唐辛子
- 小さじ 2 杯の挽いたクミン
- コリアンダー 小さじ $1\frac{1}{2}$
- チリパウダー 小さじ 1
- 乾燥オレガノ 小さじ 1
- 小さじ 1/4〜1/2 のカイエンペッパー
- 2 (14 オンス) 缶の低ナトリウム チキン ブイヨン
- 刻んだ調理済みの鶏の胸肉 3 カップ
- 白いんげん豆 3 缶 (15 オンス)
- みじん切りにした新鮮なコリアンダー 1/4 カップ、付け合わせ用

方向

a) 大きな鍋に油を中火で熱します。玉ねぎとにんにくを加え、よくかき混ぜながら、玉ねぎが柔らかくなるまで約 5 分煮ます。

b) ハラペーニョ、青唐辛子、クミン、コリアンダー、チリパウダー、オレガノ、カイエンを加えます。唐辛子が柔らかくなり始めるまで、頻繁にかき混ぜながら 2〜3 分間調理します。

c) スープ、鶏肉、豆を加え、中火から強火で沸騰させます。火を弱めの中火にし、蓋をせず、時々かき混ぜながら約 15 分間煮る。

d) コリアンダーを添えて、熱いうちに出してください。

84. チキンとシュリンプのガンボ

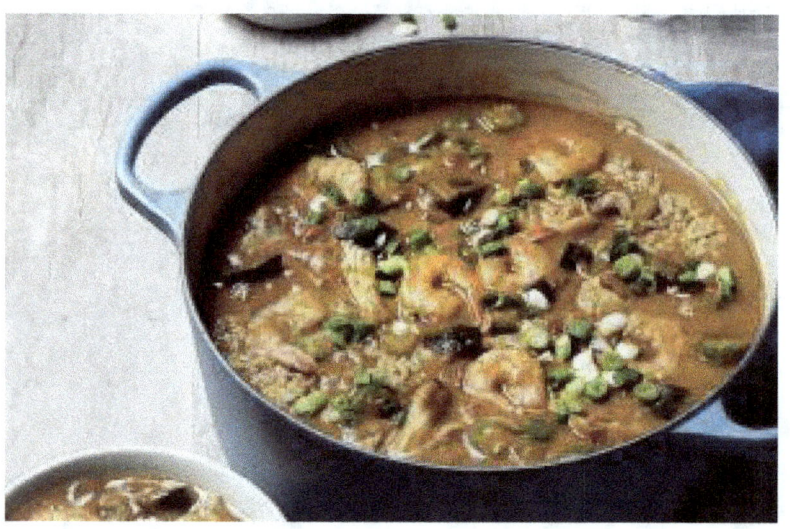

サーブ 4

材料

- キャノーラ油 大さじ 2
- 中力粉 $\frac{1}{4}$ カップ
- 中玉ねぎ 1 個、さいの目に切った
- ピーマン 1 個（種を取り、さいの目切りにする）
- さいの目に切ったセロリ 2 本
- みじん切りにしたにんにく 3 片
- フレッシュタイムのみじん切り 大さじ 1
- 小さじ 1/4〜1/2 のカイエンペッパー
- $\frac{1}{2}$ カップ辛口白ワイン
- 1 (14 オンス) 缶の無塩トマトのさいの目に切った
- 水 2 カップ
- 1 (10 オンス) パッケージの冷凍スライス オクラ
- 4 オンスのスモーク アンドゥイユ ソーセージ、さいの目に切った
- 1 ポンドの中型エビ、皮をむいて背わたを取り除く
- 1.5 ポンドの調理済み鶏胸肉、さいの目に切った

方向

a) 大きなストックポットまたはダッチオーブンで油を中強火で加熱します．小麦粉を加えて、絶えずかき混ぜながら調理します。

b) 玉ねぎ、ピーマン、セロリ、にんにくを加え、ときどきかき混ぜながら、玉ねぎが柔らかくなるまで約 5 分間煮込みます。

c) タイムとカイエンを加えて、さらに 1 分間調理します。時々かき混ぜながら、ワインを入れて沸騰させます。

d) トマトにジュース、水、オクラを加え、蓋をせずに約 15 分間煮ます。ソーセージと海老を加え、さらに 5 分ほど煮る。

e) 調理済みの鶏肉をかき混ぜ、時々かき混ぜながら、鶏肉が完全に加熱され、エビが不透明になるまで煮込みます．

85. アーティチョークのイタリアン チキン シチュー

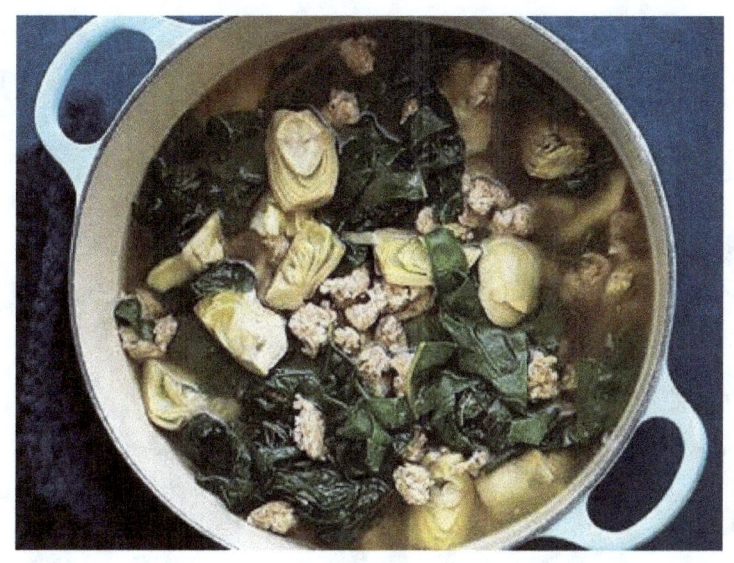

サーブ 6

材料

- 骨と皮のない鶏の胸肉 1.5 ポンド
- 挽きたてのコショウ小さじ 1½
- 中力粉 大さじ 2
- オリーブオイル 大さじ 2
- にんにく大 2 片（みじん切り）
- 小さじ 2 杯のケッパー、水気を切り、みじん切りにする
- レモンの皮 1 個分
- ½カップ辛口白ワイン
- 減塩チキンスープ 1 3/4 カップ
- 1 ポンドのユーコンゴールドポテト
- 冷凍アーティチョークハート 1 パック
- レモン汁 1 個分
- 細かく刻んだ新鮮なフラットリーフ パセリ 1 カップ
- 4 分の 1 に切ったミディアムグリーンオリーブ 3/4 カップ

方向

a) 大きなボウルに、鶏肉にコショウで味付けし、小麦粉をまぶしてコーティングします。

b) ダッチオーブンまたは大きなストックポットで油を中強火で加熱します。鶏肉を加えて煮る。熱を中程度に下げます。にんにく、ケッパー、レモンの皮を加え、約 30 秒間かき混ぜながら調理します。

c) ワインを加えて、鍋底の焦げた部分をかき混ぜながらかき混ぜながら、液体が約半分になるまで約 2 分間調理します．

d) 調理した鶏肉をスープとジャガイモと一緒に鍋に戻します。弱火～中火に落とし、蓋をして 10 分煮る。

e) アーティチョークを加え、じゃがいもが柔らかくなるまで、約 10 分ほど蓋をして調理を続けます。ガーニッシュ

86. 豚肉とリンゴのシチュー

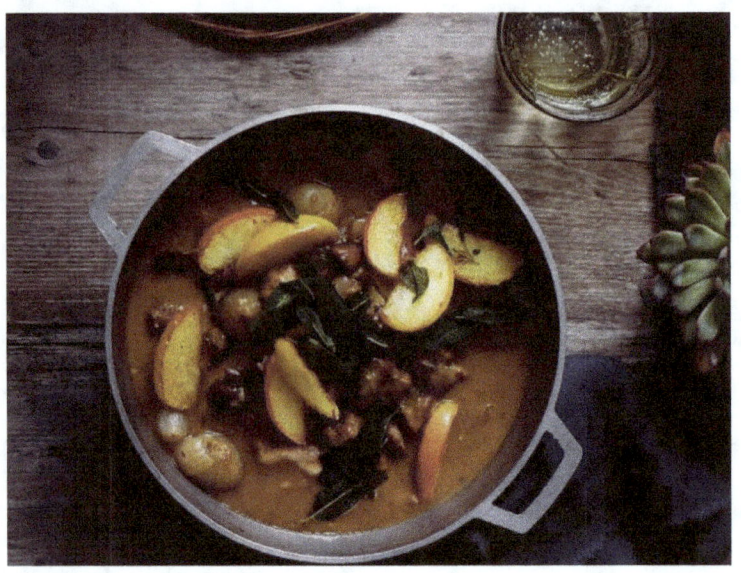

サーブ 4

材料

- キャノーラ油 大さじ 2
- 中玉ねぎ 1 個、さいの目に切った
- ターキーベーコン 2 枚
- 1.5 ポンドの骨なし豚肩肉を細切りにする
- 皮を剥いて 3/4 インチのチャンクに切った、グラニー スミスなどの大きな青リンゴ 2 個
- ¾ポンドの小さな新じゃがいも
- 1 (16 オンス) パックの細切りグリーン キャベツ
- 減塩チキンスープ 2 カップ
- りんごジュース 1 カップ
- ディジョンマスタード 大さじ 2
- 小さじ 1/2 の挽きたてのコショウ
- 白ワインビネガー 大さじ 1
- 付け合わせ用の新鮮なタイムの葉 大さじ 1

方向

a) ダッチオーブンまたは大きなストックポットで油を中強火で加熱します。玉ねぎとベーコンを加え、かき混ぜながら、玉ねぎが柔らかくなり、ベーコンが茶色くなるまで約 5 分間炒めます。

b) 豚肉を加え、ときどきかき混ぜながら、肉の全面に焼き色がつくまで、約5分間調理します。混合物をボウルに移します。

c) りんご、じゃがいも、キャベツ、だし汁、りんごジュース、からし、こしょうを鍋に入れ、沸騰させる。火を弱めの中火にし、豚肉、玉ねぎ、ベーコン、酢を入れてかき混ぜます。約15分間、ふたをせずに煮ます。

d) タイムを添えて、温かいうちにお召し上がりください。

87. メキシカン ポーク シチュー トマティーヨ添え

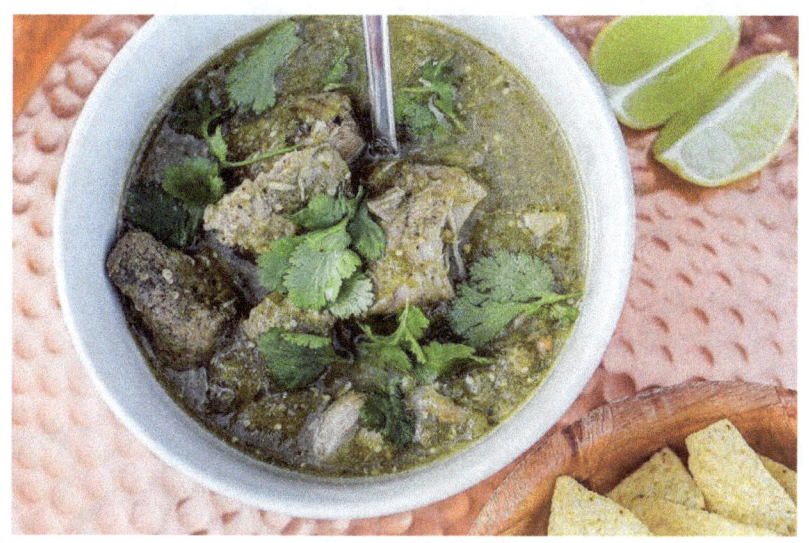

サーブ 6

材料
- キャノーラ油 大さじ 1
- 1.5 ポンドの豚ヒレ肉を 1 インチの立方体に切る
- 小さじ 1/2 の挽きたてのコショウ
- 中玉ねぎ 2 個、さいの目に切った
- みじん切りにしたにんにく 4 片
- ハラペーニョ 2 個、種を取り、さいの目切りにする
- 小さじ 2 杯の挽いたクミン
- チリパウダー 小さじ 2
- 乾燥オレガノ 小さじ 1
- 1 缶のトマティロ、水気を切り、さいの目に切った
- 無塩トマトの角切り、水気を切る 1 缶
- メキシカンダークビール $1\frac{1}{2}$ カップ
- フレッシュオレンジジュース $1\frac{1}{2}$ カップ
- 黒豆 1 缶、水気を切ってすすぐ
- みじん切りにした新鮮なコリアンダーの葉 1/2 カップ
- ライム 1 個分のジュース

方向

a) ダッチオーブンまたは大きなストックポットで油を中強火で加熱します。豚肉に胡椒をふり、鍋に入れる。

b) 玉ねぎとにんにくを鍋に加え、よくかき混ぜながら、玉ねぎがしんなりするまで 5 分ほど煮る。

c) ハラペーニョ、クミン、チリパウダー、オレガノを加え、かき混ぜながらさらに 1 分間加熱します。

d) トマティロ、トマト、ビール、オレンジ ジュースを加えて沸騰させます。弱火にして蓋をせず、10 分ほど煮込みます。

e) 豚肉を鍋に戻し、ふたをして約 2 時間、豚肉が柔らかくなるまで煮る。豆とコリアンダーを加える

f) 提供する直前に、ライムジュースをかき混ぜます。追加のコリアンダーを添えて、熱いうちに出してください。

88. ビーフとスタウトのシチュー

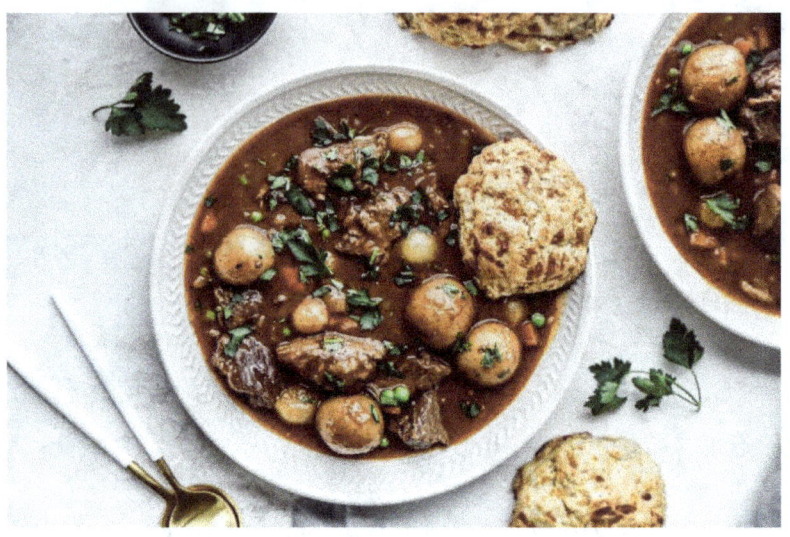

サーブ 6

材料

- 1.5 ポンドの赤身シチュー ビーフ、トリミングして 1 インチのチャンクにカット
- オリーブオイル 大さじ 3
- 小さじ 1/2 の挽きたてのコショウ
- 中力粉 大さじ 2
- さいの目に切った玉ねぎ 2 個
- みじん切りにしたにんにく 2 片
- トマトペースト 大さじ 2
- スタウトビール 1 カップ
- 低ナトリウムビーフブロス 1 カップ
- にんじん 2 本、スライス
- フレッシュタイムのみじん切り小さじ 2
- パセリのみじん切り 1/4 カップ

方向

a) オーブンを 325°F に予熱します。

b) 大きなミキシング ボウルで、牛肉と大さじ 1 の油を混ぜ合わせます。コショウをふりかけ、小麦粉を加え、肉がよくコーティングされるまでトスします。

c) 残りの大さじ 2 杯の油を大きなダッチオーブンで加熱します。肉を加えてよく返しながら両面に焼き色がつくまで焼く。

d) 玉ねぎ、にんにく、トマトペーストを加え、よくかき混ぜながら 2〜3 分煮る。

e) スタウトの½カップを鍋に加えて釉薬を取り除きます。沸騰させながら、鍋の底から焦げた部分をかき混ぜてこすり落とします。残りの 1/2 カップのスタウトを、ブロス、ニンジン、タイムと一緒に加えます。

f) 蓋をしてオーブンで 2〜3 時間、肉が柔らかくなるまで焼きます。

g) 必要に応じて、パセリを添えて、またはマッシュポテトの上に添えて、熱いうちに出してください.

89. 牛肉と野菜の中華鍋

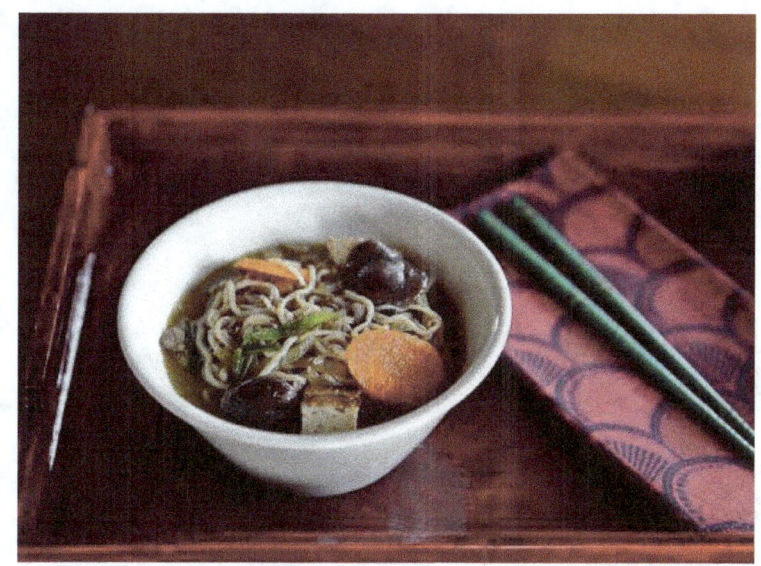

サーブ 6

材料

- キャノーラ油 大さじ 1
- 1.5 ポンドの赤身のビーフ シチュー肉
- エシャロット 中 2 個（さいの目に切ったもの）
- 皮をむいた生姜のみじん切り 大さじ 2
- みじん切りにしたにんにく 4 片
- 低ナトリウムビーフブロス 1 カップ
- $2\frac{3}{4}$ カップの水
- ドライシェリー 大さじ 3
- 減塩しょうゆ 大さじ 2
- ブラウンシュガー 大さじ 1
- チリペースト 小さじ 2
- シナモンスティック 2 本
- 星 1 のアニスの実
- にんじん 2 本、スライス
- 1 大かぶ、さいの目に切った
- じゃがいも 1 個（皮をむき、さいの目に切る）
- ほうれん草 8 カップ
- ねぎ 3 本、薄切り、飾り用

方向

a) ダッチオーブンまたは大きなストックポットで油を中強火で加熱します。牛肉を加えて、よく返しながら両面に焼き色がつくまで焼く。

b) エシャロット、生姜、にんにくを鍋に加え、かき混ぜながら、エシャロットが柔らかくなり始めるまで、約3分間煮ます。スープを加える

c) 調理した牛肉を水、ワイン、醤油、砂糖、チリペースト、シナモンスティック、スターアニスと一緒に鍋に戻します。

d) にんじん、かぶ、じゃがいもを加えて煮込みます。

e) ほうれん草を加え、ふたをして、ほうれん草がしんなりするまで約3分間煮ます。

90. モロッコ風味の子羊のタジン

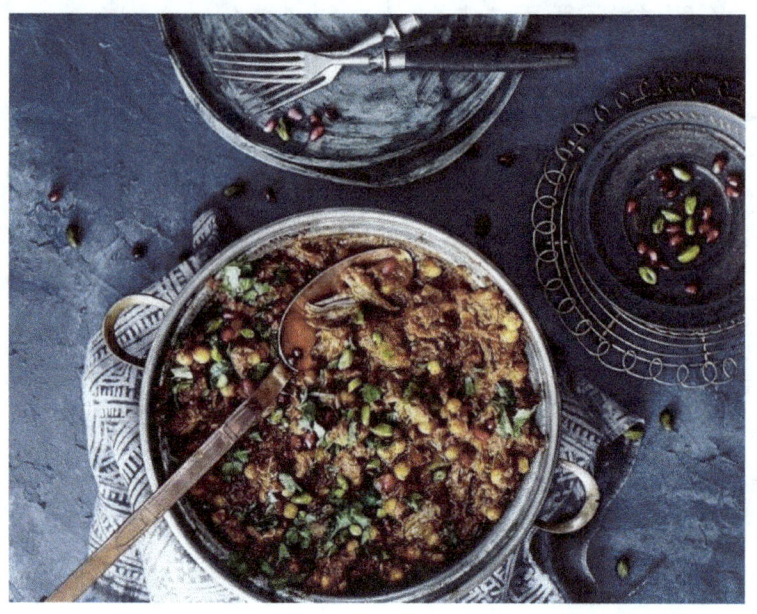

サーブ 4

材料
- オリーブオイル 大さじ 2
- ラムステーキ $1\frac{1}{2}$ ポンド
- 小さじ 1/2 の挽きたてのコショウ
- にんじん 4 本、皮をむき、3 インチの棒状に切る
- 中玉ねぎ 1 個、薄切り
- みじん切りにしたにんにく 3 片
- 皮をむいた生姜のみじん切り 大さじ 1
- 中力粉 大さじ 1
- $\frac{1}{2}$ カップ辛口白ワイン
- スパイス
- クローブ 小さじ $\frac{1}{4}$
- サフランひとつまみ
- 1 (14 オンス) 缶の低ナトリウム チキン スープ
- 1 (14 オンス) 缶の無塩トマトのさいの目に切った
- インゲン豆 1 カップ、2 インチに切る
- レモン汁 1 個分
- 新鮮なパセリのみじん切り $\frac{1}{4}$ カップ

方向

a) 子羊が焦げ目がつくまで、頻繁にひっくり返しながら子羊を調理します。

b) にんじん、玉ねぎ、にんにく、しょうがと一緒に、残りの大さじ 1 杯の油を鍋に加えます。タマネギが柔らかくなり始めるまで、約 5 分間、頻繁にかき混ぜながら調理します。小麦粉を加えます。

c) ワインを入れてかき混ぜ、鍋の底から茶色の破片をかき集めながら、約 3 分間調理します.

d) スパイスを加えます。パプリカ、シナモン、コリアンダー、クミン、ターメリック、カイエン、クローブ、サフランを加え、さらに 1 分ほどかき混ぜながら調理します。

e) 調理した子羊肉をスープ、トマト、インゲンと一緒にかき混ぜます。野菜が柔らかくなるまで、8〜10 分煮込みます。

おかず

91. レモニースナップエンドウとラディッシュ

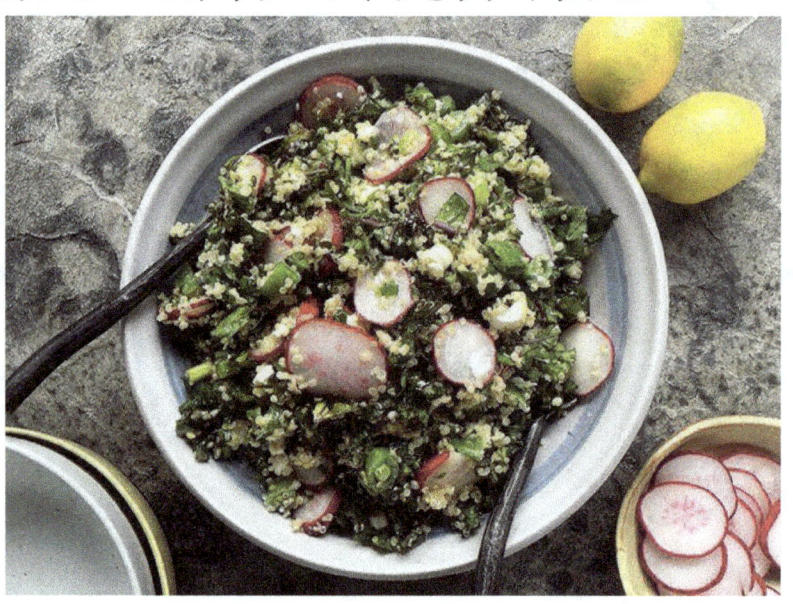

サーブ 4

材料
- 1 ポンドのシュガースナップエンドウ、トリミング
- レモンの皮 小さじ 1
- 新鮮なレモン汁 大さじ 2
- オリーブオイル 大さじ 1
- ディジョンマスタード 小さじ 1
- $\frac{3}{4}$ 小さじ砂糖
- 小さじ 1/2 の挽きたてのコショウ
- エシャロット 1 個（みじん切り）
- 大根 4 個、薄切り

方向

a) 大きなボウルに氷水を入れます。

b) 大きな鍋に水を沸騰させます。スナップえんどうを加え、柔らかくなるまで 30 秒ほどゆでる。えんどう豆を沸騰したお湯から氷水に移し、穴あきスプーンで煮えないようにします。

c) 中程度のボウルに、レモンの皮、レモン汁、オイル、マスタード、砂糖、コショウ、エシャロットをよく混ぜ合わせます。

d) エンドウ豆の水気を切り、大根と一緒にドレッシングと一緒にボウルに加えます。よくコーティングするために投げます。すぐにサーブします。

92. 赤ピーマンのガーリック ケール

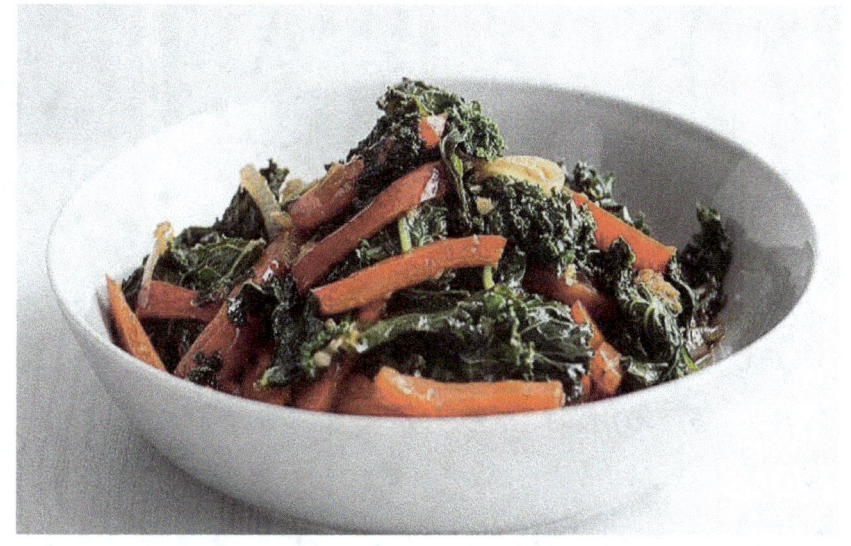

サーブ 4

材料
- オリーブオイル 小さじ 2
- 赤ピーマン 2 個、種を取り、スライスする
- ハラペーニョ 1 個、種を取り、さいの目切りにする
- にんにく 1 片（みじん切り）
- 小さじ 1/4 の挽きたてのコショウ
- 1 ポンドのケール、茎を取り除き、葉を幅の広いリボンに切る
- 低ナトリウム野菜スープ 1/2 カップ
- フレッシュレモン汁 大さじ 1

方向

a) 中程度の強火で、大きくて重いフライパンで油を加熱します。ピーマン、ハラペーニョ、にんにく、こしょうを加えます。ピーマンが柔らかくなるまで、約 3 分間、頻繁にかき混ぜながら調理します。

b) ケールとスープを加える。弱めの中火にして蓋をし、ケールが柔らかくなるまで約 10 分煮る。

c) ふたを取り、中火に上げ、液体がほとんど蒸発するまで、2〜3 分間調理します。

d) 食べる直前にレモン汁を入れて混ぜます。すぐにサーブします。

93. ごま生姜ブロッコリー

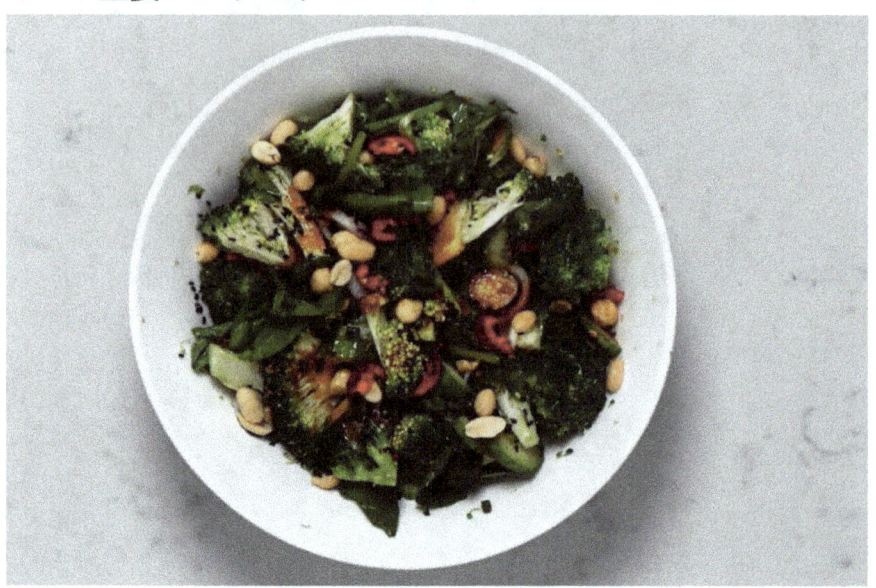

サーブ 4

材料
- 低ナトリウム野菜スープ ½ カップ
- 減塩しょうゆ 大さじ 1
- ごま油 大さじ 1
- キャノーラ油 大さじ 1
- みじん切りにしたにんにく 2 片
- 皮をむいた生姜のみじん切り 大さじ 1
- 1 ポンドのブロッコリーの小花、一口大に切る
- 炒りごま 大さじ 1

方向

a) 小さめのボウルにだし汁、しょうゆ、ごま油を入れて混ぜ合わせる。

b) フライパンにキャノーラ油を中火〜強火で熱します。にんにくとしょうがを加え、1 分ほど炒めます。ブロッコリーを加えて混ぜ合わせます。

c) ソースの混合物をかき混ぜて沸騰させます。弱火にして蓋をし、ブロッコリーがカリカリになるまで約 3 分間煮ます。スロット付きスプーンを使用して、ブロッコリーをサービング ボウルに移します。

d) ソースが大さじ 2〜3 になるまで煮詰めます。ブロッコリーをフライパンに戻し、ソースを絡めます。

e) ブロッコリーをサービングボウルに戻し、ゴマを振りかけ、すぐにサーブします．

94. ゴルゴンゾーラ入りインゲン

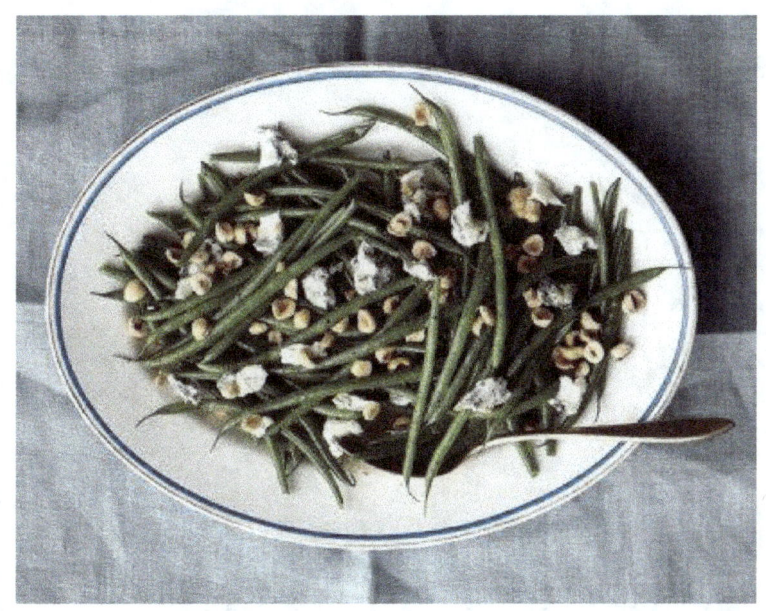

サーブ 4

材料

- 1 ポンドのサヤインゲン、トリミング
- 1/4 カップの水
- オリーブオイル 大さじ 1
- 小さじ 1/4 の挽きたてのコショウ
- 砕いたゴルゴンゾーラまたはその他のブルーチーズ 1/3 カップ
- 刻んだピーカンナッツ 1/3 カップ、トースト

方向

a) さやいんげんを水と油と一緒に大きなフライパンに入れ、中火から強火にかけます。鍋に蓋をして中火にし、インゲンがカリッとなるまで約 3 分煮る。

b) ふたを外し、すべての水が蒸発してインゲンが膨れ始めるまで、インゲンをさらに 3 〜 4 分調理し続けます。コショウを加えてトス。

c) サヤインゲンを大きなサービングボウルに入れ、ゴルゴンゾーラチーズを加え、よく混ざるまで混ぜます．ピーカンナッツをふりかけて、すぐにお召し上がりください。

95. バターミルクマッシュポテト

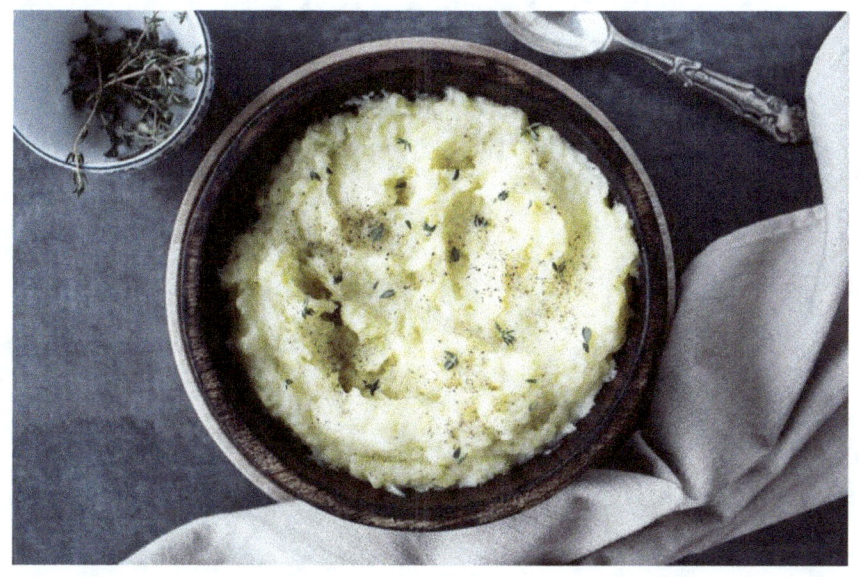

サーブ 4

材料
- 2 ポンドのジャガイモ (ユーコン ゴールドなど) の皮をむき、一口大に切る
- にんにく 4 片
- 無塩バター 大さじ 2
- 加熱した減塩チキンスープ 3/4 カップ
- 無脂肪バターミルク 大さじ 2
- チャイブのみじん切り 大さじ 1
- 挽きたてのコショウ

方向

a) じゃがいもとにんにくを大きなストックポットに入れ、約 3 インチの水で覆います．中強火で沸騰させます。蓋をして中火にし、じゃがいもが柔らかくなるまで約 10 分煮る。ジャガイモの水気を切り、鍋に戻します。

b) じゃがいもとにんにくをポテトマッシャーでつぶす。バターを加える。

c) 1/2 カップの温かいスープを混ぜます。混合物が濃すぎる場合は、残りの 1/4 カップのブロスを追加します．

d) バターミルクとチャイブを加え、こしょうで味を調え、よくかき混ぜます。すぐにサーブします。

96. ローズマリースイートポテト

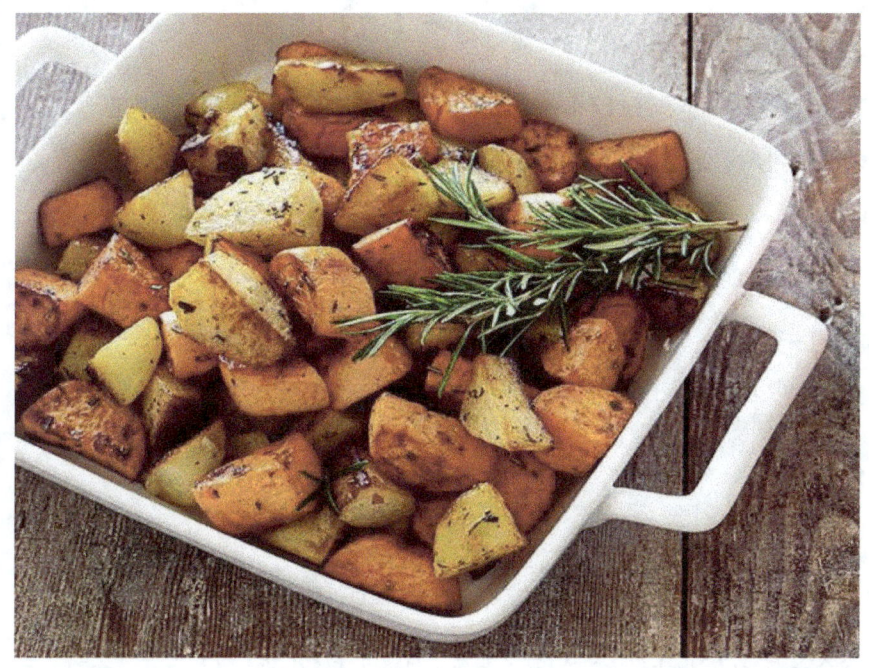

サーブ 4

材料
- 2 ポンドのサツマイモ、3×1/4 インチの棒に切る
- オリーブオイル 大さじ 2
- 小さじ 1/2 の挽きたてのコショウ
- メープルシロップ 大さじ 2
- 新鮮なローズマリーのみじん切り 大さじ 1

方向

a) オーブンを 375°F に予熱します。

b) 大きなベーキングシートで、サツマイモをオリーブオイルでトスします。それらを単層に広げ、コショウを振りかけます。さつまいもをオーブンで 30 分焼きます。

c) さつまいもをオーブンから取り出し、メープルシロップをまぶし、上からローズマリーをふりかける。

d) サツマイモをオーブンに戻し、サツマイモが非常に柔らかくなるまでさらに 15 分間ローストします。すぐにサーブします。

97. ハーブ入り玄米ピラフ

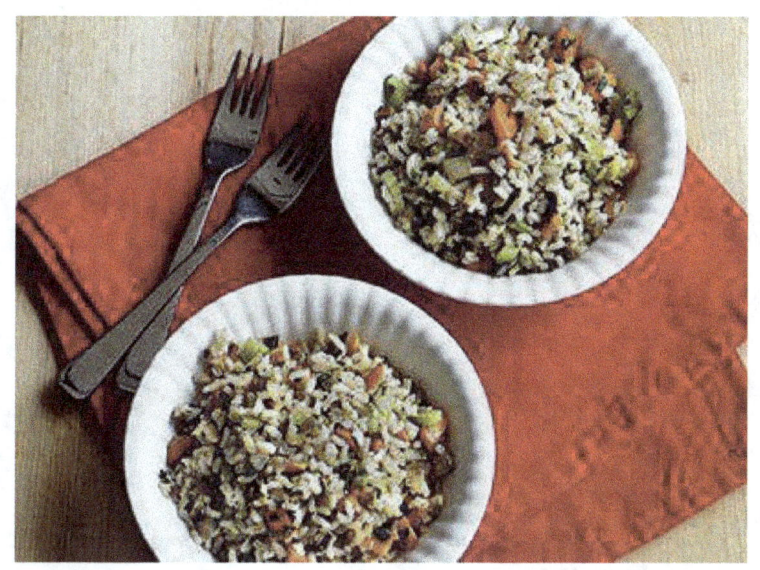

サーブ 4

材料

- 無塩バター 大さじ 1
- エシャロット 1 個（みじん切り）
- 長粒玄米 1 カップ
- レモンの皮 1 (2 インチ) 片
- 温めた減塩野菜スープ $2\frac{1}{2}$ カップ
- つぶしたにんにく 1 片
- フレッシュタイム 2 枝
- 小さじ 1/2 の挽きたてのコショウ
- スライスしたアーモンド $\frac{1}{4}$ カップ
- みじん切りの新鮮な平葉パセリ 大さじ 3
- ネギ 3 本、薄切り

方向

a) 中火でしっかりと蓋をした中型の鍋でバターを加熱します。エシャロットを加えてよくかき混ぜながら、エシャロットが柔らかくなるまで 2 ～ 3 分煮ます。

b) 米とレモンの皮を加えてかき混ぜながら、少し焦げ目がつくまで約 2 分間加熱します。

c) スープ、にんにく、タイム、コショウを入れてかき混ぜ、沸騰させます。

d) 火を弱め、蓋をして、45 分間、または液体がすべて吸収されるまで煮ます。

e) レモンの皮、タイムの小枝、ニンニクのクローブを取り除きます。アーモンド、パセリ、ネギを入れてかき混ぜます。すぐにサーブします。

98. 焼きポレンタ スイスチャード添え

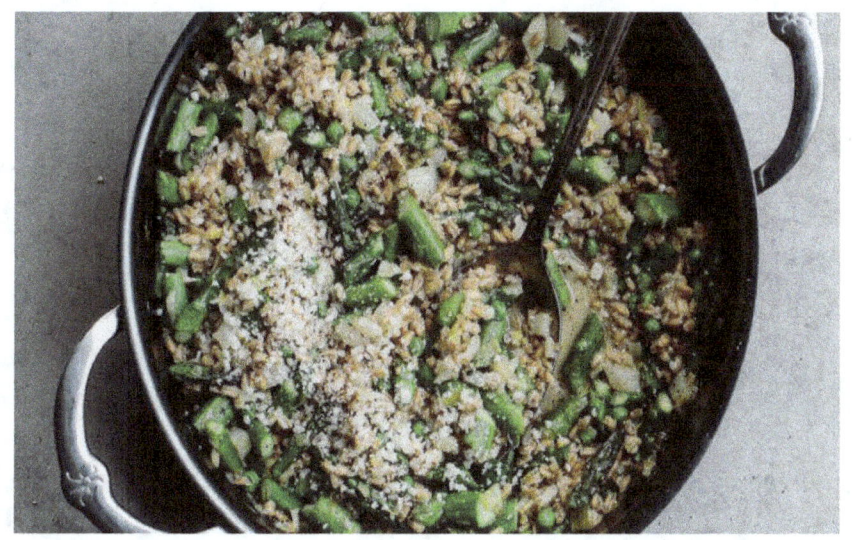

サーブ 8

材料

- クッキングスプレー
- 減塩野菜スープ 1〜1.5 カップ
- 1 (18 オンス) チューブで準備されたポレンタ、さいの目に切った
- すりおろしたパルメザンチーズ 3/4 カップ（2 オンス）
- 卵 1 個、軽く溶きます
- オリーブオイル 大さじ 1
- さいの目に切った小玉ねぎ 1 個
- みじん切りにしたにんにく 4 片
- スイスチャード 1 束
- 水 2 カップ、必要に応じてさらに
- 赤唐辛子フレーク 小さじ 1

方向

a) 中程度の鍋で、1 カップのスープを沸騰させます。さいの目に切ったポレンタを加えて木のスプーンでつぶし、必要に応じてブロスを加えて滑らかな一貫性を実現します。

b) ポレンタが滑らかになり、火が通ったら、鍋を火から下ろし、½ カップのチーズと卵をかき混ぜます。

c) 大きなフライパンに油を中火から強火で熱します。玉ねぎとにんにくを加え、よくかき混ぜながら玉ねぎがしんなりするまで 5 分ほど煮る。

d) フダンソウを$\frac{1}{2}$カップの水と一緒に加え、チャードがしおれるまで約 3 分間、時々かき混ぜながら調理します．赤唐辛子フレークをかき混ぜます。

e) 準備したグラタン皿にポレンタの半分を広げます。次にスイスチャードを加え、ポレンタを覆うように広げます。残りのポレンタを上に広げ、残りの **1/4** カップのチーズをふりかけます。

f) ポレンタをオーブンで約 **20** 分間、泡が立つまで焼きます。

99. にんじんの全粒粉クスクス

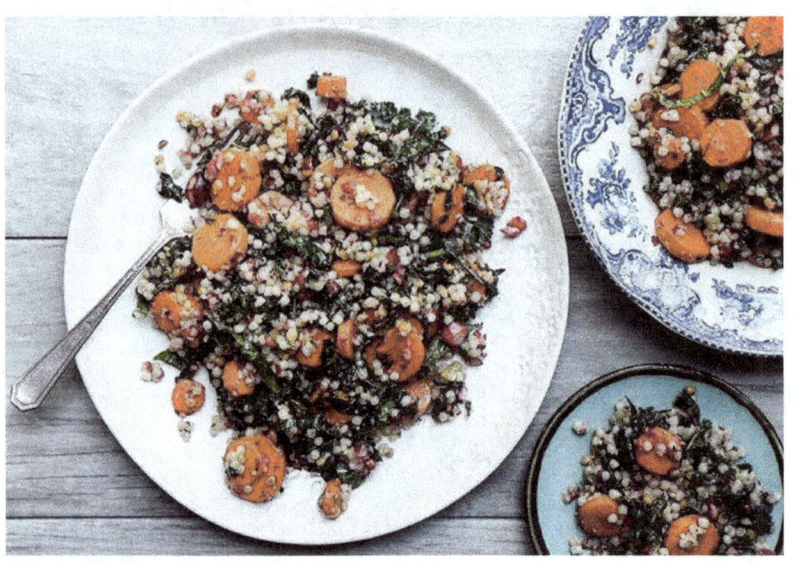

サーブ 8

材料
- 低ナトリウム野菜スープ 4 カップ
- にんじん（中）2 本（小さくさいの目に切る）
- 全粒粉のクスクス 2½ カップ
- レーズン 1½ カップ
- トーストしたスライバーアーモンド 1 カップ
- ねぎ 4 本、みじん切り
- 室温に戻した無塩バター 大さじ 2

方向

a) 大きな鍋で、スープを沸騰させます。火を中火に弱め、にんじんを加え、にんじんが柔らかくなるまで約 5 分煮ます。

b) 鍋を火からおろし、クスクスとレーズンを入れてかき混ぜます。ふたをして、クスクスが柔らかくなり、液体が吸収されるまで 15 分間放置します。

c) アーモンド、ねぎ、バターを入れてかき混ぜます。すぐにサーブします。

100. きのこのキノア

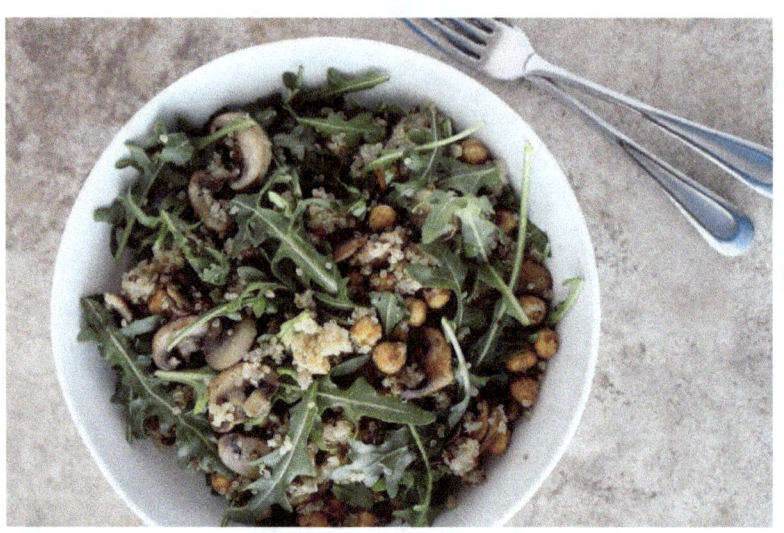

サーブ 4

材料
- 低ナトリウムのチキンまたは野菜のスープ 1¼ カップ
- 1 カップのキノア、すすぎ
- オリーブオイル 大さじ 1
- 中程度の黄玉ねぎ 2 個、薄切り
- スライスしたクレミニまたはボタン マッシュルーム 1/2 ポンド
- 小さじ 1/4 の挽きたてのコショウ
- パセリのみじん切り 1/4 カップ

方向

a) 中程度の鍋で、中強火でスープを沸騰させます。弱火にしてキヌアを加える。キノアが柔らかくなり、液体が吸収されるまで、蓋をして約 15 分間調理します. 火から下ろします。

b) 中火で大きくて重いフライパンで油を熱します。玉ねぎを加え、よくかき混ぜながら、玉ねぎが非常に柔らかくカラメル状になるまで、約 30 分煮ます。タマネギの調理が速すぎるように思われる場合は、火を中火から弱火に下げます。玉ねぎが焦げたり鍋にくっつかないように、少量の水を加えることもできます。

c) マッシュルームとコショウを加え、中火から強火に上げます。きのこが柔らかくなるまで、さらに約 5 分間、かき混ぜながら調理します。

d) 調理したキノアをタマネギの混合物にかき混ぜ、完全に加熱されるまでかき混ぜながら調理します。パセリを添えて、すぐにお召し上がりください。

結論

低塩食に従うときは、ナトリウム摂取量を推奨レベル未満に保つために、ナトリウムを多く含む食品を制限するか完全に避ける必要があります．

低ナトリウム食が処方されるのはなぜですか？研究によると、ナトリウムを制限すると、腎臓病、高血圧、心臓病などの特定の病状を制御または改善するのに役立つ可能性があります．

www.ingramcontent.com/pod-product-compliance
Lightning Source LLC
Chambersburg PA
CBHW070647120526
44590CB00013BA/863